# 《实用内科学》

主　编　潘孝彰

主编助理　张朝云

作　者（以姓氏拼音为序）

陈灏珠　丁　浩

葛均波　郭津生

林果为　潘孝彰

沈稚舟　王吉耀

张朝云　朱无难

U0294953

人民卫生出版社

**图书在版编目（CIP）数据**

《实用内科学》传奇 / 潘孝彰主编 . —北京：人民卫生出版社，
2016

ISBN 978-7-117-22892-3

Ⅰ. ①实… Ⅱ. ①潘… Ⅲ. ①内科学 Ⅳ. ①R5

中国版本图书馆 CIP 数据核字（2016）第 149168 号

| 人卫智网 | www.ipmph.com | 医学教育、学术、考试、健康， |
| | | 购书智慧智能综合服务平台 |
| 人卫官网 | www.pmph.com | 人卫官方资讯发布平台 |

### 《实用内科学》传奇

主　　编：潘孝彰
出版发行：人民卫生出版社（中继线 010-59780011）
地　　址：北京市朝阳区潘家园南里 19 号
邮　　编：100021
E - mail：pmph @ pmph.com
购书热线：010-59787592　010-59787584　010-65264830
印　　刷：北京顶佳世纪印刷有限公司
经　　销：新华书店
开　　本：710×1000　1/16　印张：10
字　　数：134 千字
版　　次：2017 年 11 月第 1 版　2017 年 11 月第 1 版第 1 次印刷
标准书号：ISBN 978-7-117-22892-3/R·22893
定　　价：40.00 元

**打击盗版举报电话：010-59787491　E-mail：WQ @ pmph.com**
（凡属印装质量问题请与本社市场营销中心联系退换）

# 序

　　《实用内科学》首版于1952年问世，迄今已走过65年的历程，第15版也刚刚面世。在逾一个甲子的漫长岁月中，新中国几代医务工作者读着这套书逐渐成长，他们运用所学知识服务于国家的卫生事业。因此，《实用内科学》对国家的贡献之大，时间跨度之长，影响之深远，在国内是极为罕见的。《〈实用内科学〉传奇》一书旨在回眸上海医学院的先贤们是如何创立和发展《实用内科学》的，并记录当代专家们又是如何传承这一优良传统的。

　　20世纪50年代初，内科学一级教授林兆耆会同其他三位一级教授，即感染病学家钱悳、呼吸病专家吴绍青和皮肤病性病专家杨国亮，以及当年在国内各专科具有举足轻重地位的诸位专家，如心血管病专业的陶寿淇、血液病专业的陈悦书、消化病专业的李宗明、内分泌疾病专业的钟学礼等，共同商议编写中国首套内科学参考书，即《实用内科学》，最后由23位知名教授共同努力，该书于1952年问世。其后林教授主导该书编写工作近30年，随共和国一路走来，与国家和人民同呼吸、共命运、风雨同舟、休戚与共，一版又一版地创造着新的传奇。

　　从20世纪70年代起，以分子生物学为代表的基础医学获得了极大发展，促使内科学获得长足进步，知识日新月异。1978年以后，当国内医学界专家终于可以潜心做学问时，才发觉我们的内科学知识已远远落后，《实用内科学》的修订已势在必行。林兆耆和戴自英教授共同担任主编是众望所归，后因林老身体欠佳,戴教授重担压身,在整个编写团队的共同努力下,第7版的总字数由"文化大革命"期间第6版的200余万增至400多万,充分反映了内科学的巨大变化,使之和世界接轨,第8版更上一层楼。在这十余年间,戴教授和他的团队同甘共苦,废寝忘食,同心同德,和衷共济,众志成城,成功地并大幅度地修订了意义重大的两个版次,这在《实用内科学》的发展史中,应属于第二段传奇。

在陈灏珠院士担任主编的20多年间,许多大型临床医学参考书的再版都举步维艰,而陈院士及其团队却能在20年中,将《实用内科学》大幅度地修订5次,很有规律地每4年一版,做到和《西塞尔内科学》(《Cecil 内科学》)基本同步,字数达680万,定期向读者介绍内科学最新进展。在这第三段传奇中,每一次再版都有许多感人故事。这次传奇的出现源于学校和出版社的重视,以及陈灏珠院士和整个领导班子的坚强领导,每次再版他们都会制定周密的计划,落实好各级编写组织的职责并高度重视组织协调工作,并由一个强有力的秘书班子来执行各项决定。300多位副教授以上的作者受到《实用内科学》悠久历史的影响,大多能舍弃一些经济利益,全力投入编写。这段传奇的出现验证了古人所言,即"凡为一事,事皆贵专""锲而不舍,金石可镂"。

这本《〈实用内科学〉传奇》将向全国读者介绍《实用内科学》历史中的点点滴滴,也使复旦大学上海医学院的师生能更多地了解个中艰辛,冀望这些传奇所孕育的精神能在我们学校不断传承。

复旦大学常务副校长
复旦大学上海医学院院长
桂永浩
2017 年 6 月

# 前言

"传奇"一词常指不同寻常的故事或离奇的情节,本书属于前者,是纪实之作。编写此书之念乃源自一本《〈哈里森内科学〉传奇》的书,《哈里森内科学》和《西塞尔内科学》齐名,均为内科学巨著,前者在发行第 15 版时,同时出版了《〈哈里森内科学〉传奇》,人民卫生出版社的策划编辑和我们拜读此书,大家的共识是:《实用内科学》的传奇故事可能会有更多。于是我们便决定在出版《实用内科学》第 15 版之际,同时向全国读者介绍逾一个甲子以来,《实用内科学》所走过的非同寻常之路,书名为《〈实用内科学〉传奇》。在漫长的 65 年中,在前 25 年组织和编写该书的先贤们任凭风吹雨打,我自巍然屹立,出色地完成了六个版次的更新。

在《实用内科学》出版的后 40 年间,国家发生了翻天覆地的变化,人们的思维方式也出现了惊人的改变。为保证该书经久不衰,我们的组织者费尽心思,除组织数百位作者写好书稿,紧跟世界先进技术之外,还得千方百计筹措款项,以应对各项不菲的支出。于是就用高端医学咨询服务来换取对审稿的支持,这就是"庐山模式",后又以举办专业进修班的方式,用收取的学费来支撑总审工作,创造了"淮阴模式"。此后,在无计可施之际,"车到山前自有路"一语得到印证,我们创造了"二山共助"模式,"二山"指的是复旦大学附属中山医院和华山医院,他们应我和陈灏珠院士的请求,从第 10 版起,每版均给予赞助,数目虽不多,却可以维持短期的总审。从 1991 年起至今的二十多年中,有两版还得到企业家的支持,他们得知本书对人民健康很重要,决定让专家们以低价入住风景区,保证大家得以静心审稿,在"二山共助"的基础上又得到"企业送暖"。以上这些都伴随着许多不同寻常的传奇故事。2012年,上海医学院给予第14版以资金支持。

"大凡可走得远的,皆因能自强不息",这句话很适合评说《实用内科学》65年的历程。1997年以后,我们做到每4年修订一版,这意味着我们几乎是在连续地工作。每当新版问世后不久,我们就要筹划新的编写班子,于一年半后成立新一版的编委会,开始新版的编写和修订,这样高强度的连续工作,必须有一种精神和文化传承的支撑才能做到。近日,我看到著名企业华为的领导层在思考他们的企业文化,他们考察了一个水资源奇缺、土地贫瘠的国家,却奇迹般地将之建设成为农业强国,农业技术出口,该国的同胞中,有众多诺贝尔奖得主,得主人数和人口之比,高居世界之首,在一些科技领域,该国也居领先地位,究其原因,最主要的还是精神的传承,华为企业认为需要学习该民族的自强不息精神和团队精神。实际上,《实用内科学》在整个大学系统中并无太大分量,但它却集中了三百多位内科学精英,把每个人的作用都发挥到极致,因此很需要有上述精神。

众所周知,我们的目标是要打造一部真正的"中国的西塞尔内科学",要攀此高峰,我们这个团队必须得有这些精神。除此之外,我们还需要应对社会上不可小觑的负能量,那就是急功近利、急于求成、眼光浅短等现象,以及由此衍生的各种问题,诸如科学精神的沦丧和学术道德的滑坡。面对低俗,如果我们退缩,那么65年来艰苦努力所造就的巨著质量也会逐年滑坡,届时将无权威性可言,就这个层面而言,我们也必须建设一个既温馨而又催人奋进的精神家园,但其任务会更艰巨。

第一代先贤们将《实用内科学》传承给后生,迄今已经历了几代人,65年来,披荆斩棘,一路走来很不容易,但也留下一些珍贵的记忆。许多人读了故事的片段,都感叹我们的艰辛,我感激他们的理解,如今专写此书并面向全国读者,希望和大家共同分享这些故事,有不当之处,敬请指正。与此同时,也真诚地感谢大家一个甲子以来对《实用内科学》的关心与呵护,冀望今后继续给予支持。

**潘孝彰**

2017 年于上海

# 目录

# 《实用内科学》大事年表

### 潘孝彰整理

### 1943—1949 年

由于抗日战争持续进行,各地医学院内迁到云、贵、川各省。"*Lecture Notes of Internal Medicine*"(内科学讲义)在医学生中流传,人手一册,广受欢迎,抗战胜利后全国的部分医学院校仍继续使用。该讲义作者署名 C. C. Ling,即上海医学院林兆耆的英文名,是《实用内科学》的雏形。

### 1950 年

林兆耆教授将"*Lecture Notes of Internal Medicine*"翻译为中文,并进行扩编,成为上海医学院的内科学讲义。

### 1951 年

内科一级教授林兆耆和钱惪共同倡议编写一本中国自己的内科学专著,定名为《实用内科学》,吴绍青、杨国亮二位一级教授支持该倡议,并成立由林兆耆、钱惪、郑伟如、陈悦书、孙忠亮及刘约翰等组成的上海医学院内科学院编辑委员会,共遴选了 23 位作者,着手编写。林兆耆、钱惪、陶寿淇、刘约翰和 23 位作者中的部分专家,积极参加血吸虫病防治工作和抗美援朝医疗队,在极其繁忙的情况下,完成了《实用内科学》的编写任务。

### 1952 年 9 月

《实用内科学》第 1 版问世,由华东医务生活出版社(人民卫生出版社的前身[1])出版发行。

**1953 年 6 月**

《实用内科学》第 2 版出版。

**1954 年 3 月**

林兆耆教授主持的"上海医学院内科学院编辑委员会"更名为"上海第一医学院内科学院编辑委员会",出版《实用内科学》第3 版。

**1957 年 12 月**

上海第一医学院撤销内科学院建制,林兆耆教授主持的"上海医学院内科学院编辑委员会"更名为"上海第一医学院《实用内科学》编辑委员会",并出版《实用内科学》第 4 版。

**1959 年 9 月**

因钱悳、刘约翰教授等赴渝创办重庆医学院,上海第一医学院《实用内科学》编辑委员会对成员进行了调整,编委会仍以林兆耆为首,其他编委为陈悦书、郑伟如、吴绍青、杨国亮、戴自英、陶寿淇、张沅昌和钟学礼。其中肺科的一级教授吴绍青、皮肤科一级教授杨国亮、中国临床抗生素学奠基人戴自英和中国神经内科学奠基人之一张沅昌等均进入编委会。

上海第一医学院《实用内科学》编辑委员会出版《实用内科学》第 5 版(普及版),126 万字。

---

[1] 为了适应社会主义卫生事业建设和医学科学发展需要,国家卫生部决定将原华东军政委员会所属华东医务生活社和东北人民政府卫生部所属东北医学图书出版社迁京合并,于 1953 年 6 月 1 日成立了人民卫生出版社。

## 1961 年 10 月

上海第一医学院《实用内科学》编辑委员会出版《实用内科学》第5版(精装本)。

## 1971 年 8 月

奉国家卫生部指示,要求再版《实用内科学》,决定由林兆耆总负责,让戴自英、金问涛、朱无难、钟学礼、丁训杰、诸骏仁和袁弥满七人赴北京,由金问涛领队,在京和人民卫生出版社共同商议再版事宜,为时4个月,陈灏珠因有保健任务留沪。

## 1973 年 9 月

由人民卫生出版社出版《实用内科学》第6版,仅署名"上海第一医学院《实用内科学》编辑委员会",作者无一人具名,字数达202万字。

## 1979 年 7 月

从第7版起,编委会首次设置主编,由林兆耆和戴自英共同担任,直接领导编委会,编委会成员由9人增至17人。1979年7月至9月赴庐山完成审稿任务。此版的创举是用"庐山模式"[2]来维持总审费用。

## 1981 年 5 月

《实用内科学》第7版出版,首次分上下两册。

## 1982 年

《实用内科学》获全国优秀科技图书奖一等奖。

---

[2] 为解决书稿总审期间所需费用,编委专家与某地方政府合作,为其工作人员免费提供常规体检及疾病咨询等服务,作为回报,他们在庐山为编委会提供一处总审的场所,称为"庐山模式"。

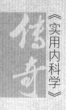

1985 年 3 月

《实用内科学》第 8 版的编写工作启动,林兆耆任名誉主编,戴自英任主编,首次设副主编,由陈灏珠和丁训杰担任,编委人数增至18 人。随着学校改名,"上海第一医学院《实用内科学》编辑委员会"改为"上海医科大学《实用内科学》编辑委员会"。1985年 4 月 18 日起在淮阴进行 2 个月的总审,并创建了总审的"淮阴模式"[3]。

1986 年 12 月

《实用内科学》第 8 版出版。

1992 年 2 月

《实用内科学》第 1~7 版主编,第 8、9 版名誉主编,中国内科学奠基人之一林兆耆病逝。

1993 年 1 月

第 9 版编委会开始增设"特邀编委",共 11 位,编委人数则增至21 人。由于经费问题不能解决,乃无法进行总审,只能分散审稿。

《实用内科学》第 9 版于 1993 年 1 月出版。

1996 年 5 月

《实用内科学》第 10 版的编写工作于 1995 年启动,戴自英改任名誉主编,陈灏珠担任主编,丁训杰、廖履坦、杨秉辉、翁心华任副主编。第 10 版的特邀编委共 13 位,编委人数增至 32 人。

---

[3] 编委会专家在淮阴举办各类进修班,并提供体检及疾病咨询服务,收入用来支付总审期间的食宿费用,再加上当地政府给予一些优惠,以此维持了三个月的总审,称为"淮阴模式"。

编委会于 1996 年 5 月在上海松江的天马山进行 2 周总审,"两山共助"模式[4]解决了总审的开支。

1996 年

《实用内科学》获国家卫生部科学技术进步一等奖。

1997 年 7 月

《实用内科学》第 10 版出版。

1998 年 1 月

《实用内科学》获国家科技进步二等奖。

2000 年 4 月

上海医科大学和复旦大学合并后,编委会更名为"复旦大学医学院《实用内科学》编辑委员会"。《实用内科学》第 11 版由戴自英担任名誉主编,陈灏珠任主编,丁训杰、廖履坦、杨秉肆、翁心华任副主编,增设主编特别助理潘孝彰,特邀编委 18 位,编委人数增至 36 人。2000 年 2 月 20 日起,在苏州东山进行为期 10 天的总审。

2001 年 10 月

《实用内科学》第 11 版出版。

2003 年

《实用内科学》获 2003 年度全国优秀畅销书奖(科技类),1998 年、2001 年曾两次获此殊荣。

---

[4] 自第 10 版开始至今,《实用内科学》获得复旦大学附属中山医院和华山医院两所医院的共同支持,后被称为"二山共助"模式。

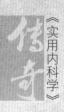 

**2004 年 2 月**

第 12 版编委会进行了调整,名誉主编和主编仍由戴自英和陈灏珠分别担任,5 位副主编是廖履坦、杨秉辉、翁心华、林果为和潘孝彰(常务),编委增至 41 人。2004 年 2 月在上海青浦的东方绿舟进行总审。

**2005 年 5 月**

《实用内科学》第 12 版出版。

**2006 年**

《实用内科学》获 2006 年度全国优秀畅销品种奖(科技类)。

**2008 年**

第 13 版编委会设陈灏珠和林果为双主编,增选王吉耀、葛均波、顾勇为副主编,潘孝彰和王吉耀任常务副主编。专设学术顾问 6 人。资深编委 20 人,编委人数增至 50 人。编委会于 2008 年 6 月 8 日起在上海城郊接合部的锦江之星进行为期 1 周的总审。

**2009 年 9 月**

《实用内科学》第 13 版出版。

**2009 年 12 月**

《实用内科学》第 7~9 版主编、第 10~12 版名誉主编,中国临床抗生素学奠基人戴自英教授病逝。

**2012 年 10 月**

第 14 版编委会决定,由陈灏珠、林果为和王吉耀三人担任主编,副主编为潘孝彰(常务)、翁心华、王卫平、葛均波、顾勇、高鑫、邹和建、白春学和丁小强。学术顾问9人,资深编委27人,编委人数增至59人。复旦大学上海医学院给予资金支持。编委会于2012年国庆假日期间,集中在上海青浦淀山湖进行总审。

2013年8月

《实用内科学》第14版出版。

2014年12月

《实用内科学》第15版编委会于2014年12月4日成立,陈灏珠任名誉主编,林果为、王吉耀和葛均波任主编,副主编为潘孝彰(常务)、翁心华、王卫平、高鑫、邹和建、白春学、丁小强、胡仁明和郝传明。学术顾问10位,资深编委30人,编委64人。

2016年9月

9月20-25日,《实用内科学》编委会在上海市(复旦大学附属)公共卫生临床中心进行第15版总审。

2017年11月

《实用内科学》第15版出版。

# 追忆篇

——追寻前辈足迹　传承代代薪火

# 《实用内科学》传奇
## ——纪念《实用内科学》出版 65 周年

**林果为　　王吉耀　　葛均波**

　　《实用内科学》于 1952 年问世,至今已有 65 年的历史。首版由原上海医学院内科学一级教授林兆耆主编,一级教授钱惪、吴绍青、杨国亮等知名专家参加编写,由当时华东医务生活社(人民卫生出版社前身)出版。本书在"文化大革命"修订再版 5 次,随后的十余年间,停止修订再版,内科医师无书可读。后为满足读者如饥似渴的知识追求,造福于病人,经有关部门批准进行第 6 次修订并出版。自 1993 年起,该书终于走上正轨,每 4 年修订一次。第 7 版由林兆耆及戴自英教授任主编;第 8、9 版由戴自英教授主编;其后由陈灏珠院士主编第 10、11、12 版;第 13 版增加林果为教授主编;第 14 版仍由陈灏珠院士领衔,又增加王吉耀教授主编;第 15 版由陈灏珠院士担任名誉主编,林果为、王吉耀教授和葛均波院士担任主编。并且每版编委都进行更新,增加青年专家教授。第 15 版共有副主编 9 名,他们分布于大内科各专科,学术顾问 10 名,资深编委 30 名,编委 64 名,完成了新老交替,传承了上海医学院内科先辈们创立的《实用内科学》的优秀传统。首版出版至今半个多世纪以来,医学科学发生了翻天覆地的变化,内科的疾病谱发生了很大改变,人们对疾病实体的认识也发生了很大变化。进入 21 世纪,面临现代内科领域日新月异的进展,以及循证医学的理念日益深入的形势,本书与时俱进、及时更新内容是十分必要的。本书曾于 1958 年和 1972 年进行过两

注:本文已发表在《中华内科杂志》2017 年第 56 卷第 9 期

次较大的修订。第 7 版(1981 年)以后,每版更新约三分之一以上内容。第 10 版(1997 年)对全书的编目做了较大调整,增编了与现代内科学发展密切相关的分子生物学、医学遗传学、临床免疫学、临床微生物学、临床流行病学(后改为循证医学)、临床药理的基础知识介绍,并将编目稳定在目前的 24 篇。形成了《实用内科学》自己的体系和具有特色的疾病分类。由于多次修订,字数逐渐增多,从首版 50 万字左右,到第 7 版增加到 410 万字,分成上、下两册,自第 13 版(2009 年)起,稳定在 680 多万字。在开本设计方面,第 12 版后由 32 开本改版为大 16 开,使其更显端庄。

《实用内科学》虽然内容篇幅在 65 年间增加了 10 多倍,但宗旨没有变,坚持实用性没有变。为了使《实用内科学》的团队对本书的宗旨有统一认识,在本书前言和《编写须知》中曾多次重申本书的宗旨:"要为广大医务工作者提供一本可读性强、参考价值高、信息量大的大型内科学参考书;与传统教科书相比,内容更加丰富,即使是罕见病也都可查到;和专科医学专著相比,本书侧重于实用。"重申《实用内科学》的特色是实用性。所谓"实用性"即"拿来即可用"。由于坚持先进性和实用性,出版以来一直深受广大读者的欢迎,迄今印数已达 160 余万册,即使目前电子图书和网络读物盛行的时代,每版发行量都在 5 万册左右,是国内大型临床医学参考书中发行量最大、版次最多者。其间还出版过海外繁体字版。它已成为我国内科医师,尤其是全科医师、基层医师的案头必备、必读书,也是大内科中各专科医师获取非本专业知识的重要工具书,为培养、造就我国几代临床医师作出了不可磨灭的贡献。《实用内科学》曾获国家科技进步二等奖(1998 年)、国家卫生部科学技术进步一等奖(1996 年)、全国优秀科技图书奖一等奖(1982 年)、全国优秀畅销书奖(1998、2001、2003 年)和全行业优秀畅销品种奖(2006 年)等。

《实用内科学》是凝结了半个多世纪上海医学院几代内科专家集体心血的著作,是几代上医人遵循创校先贤颜福庆教授提出的"正其谊不谋其利,明其道不计其功"的校训、艰苦奋斗的作品。65 年来,历届主编带领编委及作者们,克服了不同时期种种"难以言明"的困难,为明其造福人民

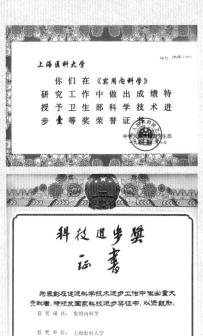

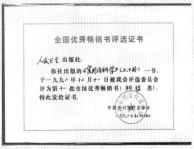

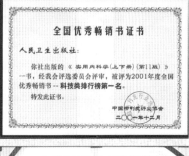

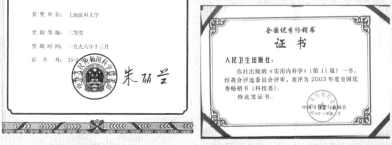

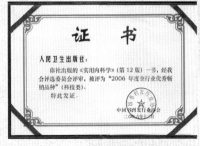

获奖证书

之"道","不谋其利"和"不计其功"。正因为如此,在这65年中,本书编写工作量的增加虽以十数倍计,但先进性及实用性始终得以保持。在纪念本书出版65年之际,我们更加怀念为本书作出贡献而已逝去的上医老先辈们,他们是林兆耆、吴绍青、钱悳、杨国亮、朱益栋、崔祥瑛、戴自英、郑伟如、张沅昌、夏镇夷、陶寿淇、钟学礼、陈悦书、孙忠亮、李宗明、刘约翰、吴茂娥、唐静仪、邱传禄、朱宝荣、刘裕昆、萨滕三、丁训杰、汪无级、廖履坦等教授。复旦大学和上海医学院的领导对本书的编写和出版一贯非常重视,将其视为学校的"拳头产品"和"复旦大学的一张名片",尽一切力量给予支持。本书的出版同样得到人民卫生出版社的大力支持。

2005 年在北京人民大会堂隆重举行《实用内科学》(第 12 版)首发式时,陈灏珠主编作了重要发言,提出要将《实用内科学》打造成中国自己的"西塞尔内科学"(《Cecil 内科学》是世界公认的内科学权威著作和标准参考书,每 4 年一版,至 2016 年已出版 25 版)。在会上,人民卫生出版社领导还要求将本书打造成精品。因此,"中国的西塞尔内科学"和坚持走精品之路已成为我们历届编委会的努力方向。第 15 版编委会曾认真剖析了《Cecil 内科学》编写的特色,并进行应向《Cecil 内科学》学习些什么的讨论。编委会清醒地认识到,要实现上述目标,关键在于抓好每版修订的质量,编写工作中应树立质量第一的信念,并且要创造《实用内科学》自己的特色。

在多年的实践中,我们已建立起一套保证质量的工作方法:实行主编和副主编分工负责制;由在该领域富有实践经验的副高级职称以上的专家担任作者,并且要经过遴选;建立了书稿"封闭式"分审和总审制度,每篇书稿都要经过编委会修改,实行负责主编、副主编全面负责制。面对 300 多位作者,为统一编写要求和格式,我们每版都制定了《编写须知》,针对读者对象、统一写作风格、保持本书的先进性和实用性,对编排方式、字数和参考文献格式等都作了详细的规定。第 15 版修订工作启动时,我们进一步要求每篇负责主编、副主编,均预先做好"顶层设计",将修订内容、目录更改、具体字数、作者名单等都事先设计好,然后在主编、副主编全体会议上通过之后才能启动写作工作。此外,建立强有力的秘书组是保证上述任务实现的组织措施,第 15 版编委会秘书组再次得到强化,由 14 名青年医师组成。由上可见,65 年后的今天,我们已逐渐将此项工作制度化。

与海第一醫學院普通内科教研組聯歡晚會攝影 一九五五年七月三日

1955 年上海第一医学院内科教研组合影

这张照片摄于 1955 年,上海第一医学院内科教研室全体成员在内科学院(即今日的华山医院)内留影。60 年后的今天,该照片乃显得极为珍贵,它见证了当年内科学团队的实力。强大的内科阵容尽显在第二排,他们在消化、传染、心血管、血液、内分泌和职业病等领域的水准,在国内都是屈指可数的,每个人的名字都如雷贯耳,60 多年前问世的《实用内科学》就出自他们之笔。前数第二排左起:李宗明、陈悦书、金问涛、钟学礼、戴自英、林兆耆、钱悳、朱益栋、陶寿淇、刘约翰、郑伟如、吴茂娥和徐肇玥;第三排左起第六为叶根耀,左七为刘裕昆,右起第六为陈灏珠,第一排左四为曹凤岗。

20 世纪 50 年代照片

图示林兆耆（右一）、孙曾一（右三）和林琦（左二）在上海
第一医学院内科学院内。65 年前，孙曾一教授是《实用内科学》
第一版的 23 位作者之一，今天，他仍在为该书的第 15 版撰稿，
并主审"肿瘤学概论"。在国内，为同一本巨著写稿不止，连续
65 年，这样的传奇教授，恐难寻觅。林教授后来赴渝援建重庆
医学院，成为西南地区和国内闻名的心血管疾病专家。

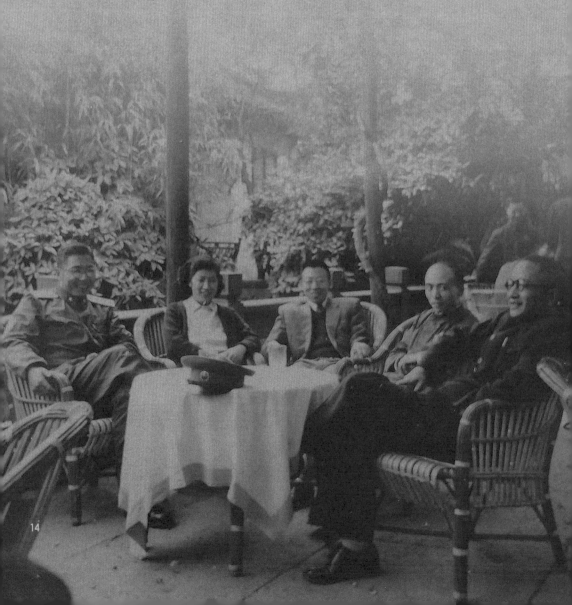

65 年的道路布满了荆棘,但与之相伴,也出现了许多披荆斩棘的传奇故事,我们精选一些并和读者们共享。为此,我们特邀为《实用内科学》撰稿长达 65 年的孙曾一教授、95 岁高龄的朱无难教授回忆 70 年前的往事,会同林兆耆教授的亲属林其珊教授和林其谁院士共同回忆林老创立《实用内科学》的往事,由陈灏珠院士亲自撰写参与《实用内科学》数十年之经历,戴自英主编以及两位元老级人物从事《实用内科学》之往事均另有专人书写。还有一些感动过无数读者的文章也收集其中,冀望这些能为全国读者提供点正能量。

2017 年 6 月,上海

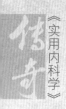

# 回眸一个甲子的《实用内科学》
## ——陈年往事散记

潘孝彰

　　《实用内科学》走过了一个甲子,在近30年,我有幸与巨著一起,为求新而走过曲折之路,漫长路上耳闻目睹的一些事令人深思,现介绍给读者,希望也能给大家以启迪。

### 正谊,明道,不谋利,不计功

　　我们医学院的师生都熟悉医学界的泰斗,先贤颜福庆教授为学校写的校训,即"正其谊而不谋其利,明其道而不计其功",这一校训教育了几代人。大贤人司马迁说过:"天下熙熙,皆为利来;天下攘攘,皆为利往。"可见追逐利益是人之本性,而该校训则是希望最大限度地控制利欲,弘扬从医从教者以"正其谊""明其道"为己任。历来哲学家与文学家对于"追利"与"不谋利"的论述从未终止,笔者绝无水平去谈论它,只是想通过我所知的小故事来证明医学院的几代人是怎样来回答这一千古难题的。

　　20世纪50年代许多大学都重立新校训,国人对此颇有微词,认为像"团结""奋进"之类的词,谁都适用,缺乏个性,但依个人之见,我校新校训中的"严谨""求实"二项仍十分可取。

　　从1983年底我参与第8版《实用内科学》的筹备工作算起,到2017年出版第15版为止的30多年中,共经历了8个版次的更新。在这期间有一些让我记忆犹新的往事,很值得一提,这些故事会启发我

---

注:本文已发表在《中华内科杂志》2013年第52卷第11期

们思考深层次的问题,那就是精神力量的强大,这些精神就包括"正谊,明道""严谨,求实""不谋利"及"不计功"。

### 接受前 25 年的传承

个人把《实用内科学》的历程分为两大阶段。第一阶段从 1951 年筹备第 1 版起至 1976 年"文化大革命"结束为止,共 25 年;第二阶段从 1977 年起至 2017 年第 15 版止,共 40 年。正文前的照片和背后的小故事都是这个阶段的记录,相信读者看完后,会有所感悟。笔者乃本着尊重事实、回忆历史、怀念先贤的态度,把更多回忆的碎片汇集在一起,呈现给读者。我想,前后两阶段理应一脉相承,前 25 年的往事,我虽未亲身经历,但经老一代的回顾,我发现前 25 年的事是故事的上集,我要讲的是下集,上、下两集通过主线,紧密联系。

众所周知,《实用内科学》第 1 版由一级教授林兆耆主编,编委由

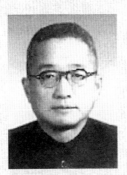

林兆耆教授

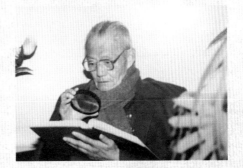

钱悳教授

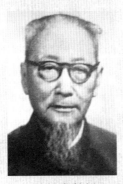

吴绍青教授

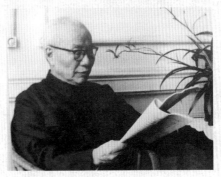

杨国亮教授

林兆耆、钱悳、郑伟如、陈悦书、孙忠亮、刘约翰六人组成。该书于 1952 年出版,作者包括三位一级教授即钱悳、吴绍青和杨国亮,与其他作者一起,总共 23 名。

要写一部好书必须有一定的基础,据考证,这个基础就是一本名叫 "*Lecture Notes of Internal Medicine*" 的讲义,编者是 C. C. Ling,即上海医学院(上医)的内科林兆耆教授。这本讲义于 1945 年前,在内迁至川、黔、滇三省的医学生中传读甚广,及至抗战胜利后,国内不少医学院仍在沿用此讲义。此后这本讲稿又被林教授改进和扩编成为上医的内科学讲义,《实用内科学》的编写乃以此为基础,*Lecture Notes of Internal Medicine* 应是其雏形。

1951 年,《实用内科学》第 1 版的编写工作启动,林兆耆教授在前言中就表示:"……但目前我们医务工作者的数量及质量,远赶不上国家和人民的实际需要,因此对业务的学习,特别感到迫切。同时,全国医务工作者又一致的认识到,我国应短期内建立起自己的医学文献,有自己的医学教本和杂志;并且都愿意为建设民族的、科学的和大众的新中国医学而奋斗。"林兆耆教授在字里行间洋溢着对国家的热爱,对人民健康的关注,对中国医学事业的忠诚,他倡导本书的目的,显然是为国为民的。

23 位作者都是各专业的佼佼者。例如,消化病专业的林兆耆、李宗明;传染病专业的钱悳、戴自英、刘约翰、徐肇玥和金问涛;造血疾病专业的朱益栋、陈悦书和吴茂娥;心血管疾病专业的陶寿淇;呼吸疾病专业的吴绍青、孙忠亮和崔祥瓆;职业病专科的郑伟如;皮肤病专业的杨国亮和秦启贤;内分泌专业的钟学礼等;其他如孙曾一、薛邦琪、肖文炳、章正绪、张家吉等都在日后成为各自专业的带头人。他们在条件十分艰苦的情况下,仅仅用了 4 个月时间就完成了首版的编写。据孙曾一教授回忆,1951 年夏季气候炎热,热浪逼人,办公室内难以坚持写作,陶寿淇将办公桌移至走廊,借助穿堂风的一点凉意,乃得以坚持书写,但最后还是汗流浃背。大家就是在这种环境下于短暂的艰难时期完成此国内之创举的。

20 世纪 50 年代中期,部分专家受到了当时所发生的政治运动冲击,就是在这样的环境下,他们仍不忘《实用内科学》的修订。1966 年

"文化大革命"前共修订过 4 次。其中,大规模改写 3 次,即第 3、4、5 版。如果没有精神力量的支撑,是不可能在这特殊年代做如此大量的工作的。1966 年"文化大革命"前共修订 4 次(大规模改写是 3 次,即第 3、4、5 三版),没有精神力量的支撑,是不可能在这特殊年代做如此大量的工作的。

1961 年《实用内科学》经过了一次重大的修订后,出版了第 5 版的精装版。本来考虑在 60 年代中期再次修订,可 1966 年开始的"文化大革命"席卷全国,《实用内科学》便无再版可能。许多专家因受到了不同程度的冲击,根本无暇考虑《实用内科学》未来的前途。

"文化大革命"早期,林兆耆、戴自英、朱无难等知名教授均被冲击,受到了不公正的待遇。后因安在他们身上的"罪名"本来就是无中生有的,便逐步恢复这些知名专家的正常医疗工作。

自从 1966 年以后,《实用内科学》没有再版,内科学界广传该书的油印版,甚至手抄本,内科医生如饥似渴地追求知识,为的就是更好地为病人服务。为此,国家卫生部领导于 1970 年决定编纂《实用内科学》第 6 版,当时计划新版的字数是 180 万左右。当时,上级领导要求林兆耆教授对此书负全责,这让林老承受了太大的压力,以至于影响了正常工作。对此笔者感到最值得我们崇敬的是林老的严谨,因为林老过去主持的数版,都会审阅每一章节,逐字过目,面对如此庞大的 180 万字,该如何工作? 林老也一时找不到答案;再者,大内科的分科趋于细化,每一专科又有许多"子"学科,医学知识的数量呈几何级数增加,这些都会体现在本书中,主编如何应对? 这在当时也难以回答。林老一直处于困惑之中,终因忧虑成疾,以致无法参加编审工作。

1971 年,写作班子成立,由 7 名教授组成,他们被集中到北京,在人民卫生出版社商讨重写巨著的计划。实际上这批专家中的半数,还个个惊魂未定,有人才放下扫厕所的扫帚。所有人都多年不读文献了,要写这么一部大书,除需进行心理上的调整之外,还必须"恶补"业务,重新充实自己。经过 4 个多月时间的集中编写并交付出版社加工,《实用内科学》第 6 版终于在 1973 年出版,全书共一册,但字数远多于第 5 版,达 202 万字。书前面几页都是毛主席语录,没有作者署名。

1978 年全国开始"拨乱反正",医学界自不例外,专家们筹划更新《实用内科学》,出版第 7 版,林兆耆教授理所当然地继任主编,但他仍被疾病所缠,共同主编戴自英教授只好负起更多的责任。组织专家写稿是件很难的事,因为当时的作者人数已超过 200 人,分散在各单位,所以要建立一个工作效率高的班子来负责组织稿件的编写。稿子收齐后,主编、副主编及编委必须进行总审,这段任务更为艰巨,因为除部分"大牌作者"外,大部分作者交出的稿件只能算是"半成品",必须通过总审,看其是否符合《实用内科学》的宗旨,如发病机制部分是否掌握好"尺寸",避免像专业参考书那样无拘束地表述,治疗部分是否实用,是不是结合国情,临床表现部分是否应用了国内最新资料,诸如此类的"把关",费时良久。除专业内容外,对文字还需修饰,通过如此众多的"工序","半成品"才可变为"成品",然后交出版社加工。要做好如此繁重的总审,务须减少干扰,离开喧嚣的上海,找一个僻静之处,静心修稿,以保证"成品"质量,仅此一项就足以让主编费尽心思。首先是这笔费用从何而来?为此,戴教授与某地方政府合作,即我们专家为其工作人员免费提供常规体检及疾病咨询服务,而他们在庐山为编写组提供一处总审的场所。

当年的副主编陈灏珠教授于 1979 年夏随戴老上山,他有感而发,赋诗一首,题为"苦中甜",全诗可在《实用内科学》第 14 版中的纪念文中读到,此处摘录几句:

> 著书贻后学,山舍暂为家。
>
> 斗室齐伏案,不觉鸟喧哗。
>
> 奋笔流汗水,解渴有山茶。
>
> 餐桌常无肉,缘由孔方赊。
>
> ……

## 庐山照片

1979年7月,"庐山模式"正式启动,林兆耆教授因病不能上山,由共同主编戴自英教授带领编委队伍登上庐山,进行《实用内科学》第7版总审,为期3个月。图为部分人员在庐山一岩洞内留影。前排左起为朱宝荣、丁训杰和朱无难;后排左起为陈灏珠、翁心华和戴自英。

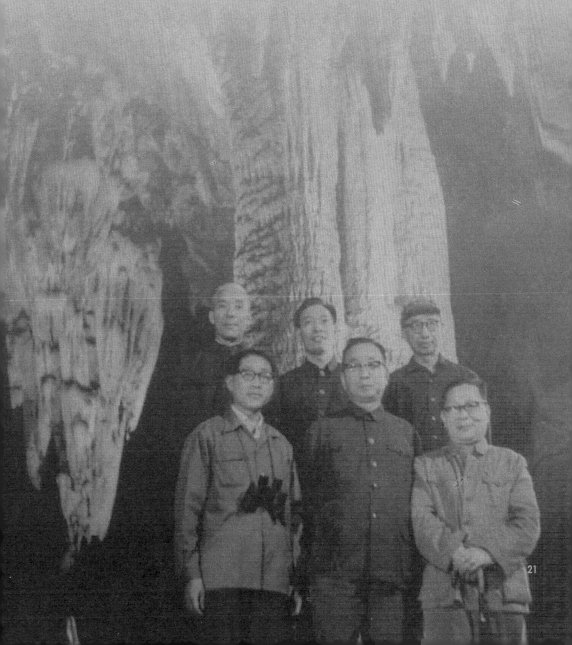

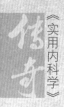

仅此数句,足以勾画出当时工作之艰辛、专家们的勤奋,也折射出他们的精神境界。

1979 年 9 月总审队伍下山,1981 年第 7 版问世,首次分为上、下两册,字数超出预计,达 410 万字。

## 淮阴古城内的两个月

《实用内科学》的前 30 年就这样随着国家的命运共起伏。

1983 年底,《实用内科学》编委会决定进行第 8 版的筹备工作,当时大家有一个共识,即我们应该像《Cecil 内科学》一样,每 4 年再版一次,如前所述,由于分子生物学的快速发展,极大地推动着临床医学的发展,我们处在"知识爆炸"的时代,只有 4 年再版一次才能跟上时代的步伐。我们开始创造条件使之逐渐走上这一轨道。林兆耆教授担任第 8 版名誉主编,主编的担子自然就落在戴自英教授一人身上。

戴老坚持走庐山之路,这次由淮阴市医界安排,让我们在当地举办进修班,所收的费用用来解决总审人员的吃住。我们在总审的两个月期间举办过多种进修班,如"抗生素应用""心血管常见病""全身疾病中的血液系统表现"等,其他如消化、泌尿、呼吸等系统也都有相应的班,参加进修班的医师除来自江苏北部之外,还有许多来自山东南部及安徽等地,人数不少。每个班举办的次数多少不一,视报名人数而定,记得抗生素、心血管病进修班的报名人数最多,都办过 4-5 期,这些收入足够支付我们的房费,我们住的是地区第一招待所,当地政府也令招待所给我们优惠。至于吃,当然比庐山好,不会"餐桌常无肉"了。

面对大内科内容的快速增加,主编不可能审阅每个系统的各章节,乃实行系统负责人负责制,他们的责任乃如前述,简而言之就是要保持《实用内科学》的传统。戴老则审核每一系统的总论,抽查每个系统的文章数篇。有一次,戴老审阅免疫性疾病中的"免疫学检查",审后甚为不悦,见我走过乃大声说:"潘孝彰,你过来一下!""这篇文章你拿回去帮他重写!"并告诉我一些修订的关键点,限我两天之内交回。我按时交出,总算"过关",署名自然照旧。除了专业内容之外,戴老非常重视行文是否流畅、简洁,为此专门请公共卫生学院的梅人朗教授来淮阴,他虽不是临床专家,但笔下功夫了得,一些重要文章就请他润色。戴老认为我们业务图书不要求文字华丽,但必须让读者觉得读起来顺畅。当时我是学术秘书,什么都得干,戴老改稿的风格是"大刀阔斧",毫不留情,修订后的文章都可谓是"范文",其他系统负责人都同样认真。那时没有电脑,我必须把他们修好的稿子在社会上找人誊清,按字数付费,还要帮助核对,防止抄错。

在淮阴工作时,是没有周末休息的,但戴老很会巧安排,他会在学习班的间歇,人员最齐全的时候安排大家出去走走,看了不少地方,但记忆较深刻的有三处,一是淮安的周恩来故居,二是《西游记》作者吴承恩的家乡,三是传说中汉代名将韩信少年时代受胯下之辱的地方。戴老平日工作之余,常劝一至两位对"文化大革命"耿耿于怀的老教授,让他们不计前嫌,全力投入第8版的工作,当时不好意思问戴老为何带大家去韩信故地,后来想是否有启发他人之目的。

两个月过去了,总审任务顺利完成,大家分文不取(实际上也无钱可发),临行前每人发了一个90厘米长的塑料皮箱,这支队伍高高兴兴地告别了淮阴。

## 经费继续困扰,戴老提前交棒

淮阴故事后数年,《实用内科学》第9版也在困境之中出版了,但此时戴老却萌生退意,他向我诉说他主编了三个版次,每版都要为总审操劳,身心疲惫。我劝他消除交棒之念,可我又提不出争取经费的办法,他决意交棒给德高望重的陈灏珠院士。

第10版开始筹备,但经费问题仍无望解决,因在大学大规模合并前,医学院的财政一直处于"捉襟见肘"的状况,我们已不想重提此事了。在一次主编会议前,陈院士向我表示,庐山及淮阴模式现已难以为继,必须寻找新路,我建议可否争取附属医院的支持,陈院士欣然同意,于是我

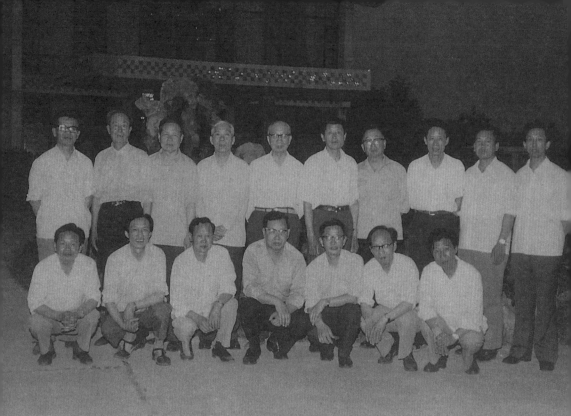

**淮阴第8版总审**

1985年4月18日起编委会赴淮阴进行了为期2个月的总审。戴自英和陈灏珠教授共建了"淮阴模式",即在淮阴举办多学科进修班,用收取的学费来支付为期2个月的总审费用。当年,淮阴距离上海有10余小时的车程,地理位置偏僻,环境安静,极利于"闭门审稿"。图为《实用内科学》第8版编委会部分成员和淮阴市卫生局、医学会及地区医院领导合影。后排:戴自英主编(左五)、陈灏珠副主编(左四)、丁训杰副主编(右四)和邱传禄教授(左二);前排:学术秘书王申生(右三)、梅人朗(右二)和潘孝彰(右四);其余全为当地领导。

当场写了份报告,由陈院士签署,立即交给坐在对面的副主编杨秉辉教授,他正是复旦大学附属中山医院院长,他接到3万元申请后,立刻就签批了。有了此例,我们乃如法炮制,从复旦大学附属华山医院也拿到3万元,再加上人民卫生出版社支持些启动费,已能勉强进行总审了。这种经费支持模式维持了20年,支持五次改版的审稿,钱数已有所增多。人民卫生出版社领导关心每一版的修订,启动费也有所增加。

第10版的总审只好量力而行,此次选择了上海郊区的天马山,进驻一家陈旧的疗养院,其内设施类似60年代的单位招待所。但可保证每人一间,以确保审稿时不受干扰,我们这点经费,只够维持三周总审。伙食也只能是"粗茶淡饭",陈院士要求大家饭后百步走以健身,只是每次走上大道前,需穿过200米左右的农田,有浓重的粪臭味。第10版也算"顺利"走过来。这里还得追记戴老的轶事,按《实用内科学》的惯例,在书的前几页会配发原主编的照片和经历。为此,我与戴老商议,不料他却婉言相拒,我"紧追不放",多次登门力图说服他,但有一次他很严厉地向我指出:"你是知道我的'底线',为什么老提此事?"我无言以对。所谓"底线"是指他曾向其子女交代过对身后事的想法,包括身后不留照片,以及和世上一些"高人"相似的其他嘱咐,他也把同样的话告诉过我和另一同事,这是我哑口的原因。此后我再也不"敢"提及此事,所以第10~12版中均缺少戴老的介绍。他过世后,大家一致同意"违反"他的遗愿,遵照本书规则,简介泰斗的一生,以激励后人。

## 《实用内科学》第14版开始走出困境

从第10版起,《实用内科学》已走上4年更新一版的轨道,已持续了20年,我们总是在《Cecil内科学》新版出来的后一年,出版被誉为"中国Cecil"的内科巨著——《实用内科学》。

第14版的主编班子由陈灏珠院士领衔,他属于20世纪40年代的代表,另两位分别毕业于50及60年代,形成了合理的三驾马车搭配。

要做好第14版,必须寻找我们与《Cecil内科学》的差别,为此林果

**天马山第 10 版总审**

从第 10 版起,陈灏珠接任主编,经过"庐山"和"淮阴"两种模式之后,《实用内科学》的再版工作乃进入"二山共助"模式,"二山"指的是复旦大学附属中山医院和华山医院。他们从第 10 版起至今,每版都给予一些资金支持,再加上人民卫生出版社的帮助,第 10 版乃可进行总审。编委会于 1996 年 5 月赴上海的天马山进行总审,但根据资金预算,我们只能选择一所即将废弃的疗养院作为总审地,而且经费只允许我们维持两周。图为部分编委在天马山前留影。前排左起依次为翁心华、郭履赒、陈灏珠、丁训杰、廖履坦、李锡莹;后排左起依次为陈新、梅振武、梅人朗、潘孝彰、林庚金、沈稚舟和王吉耀。

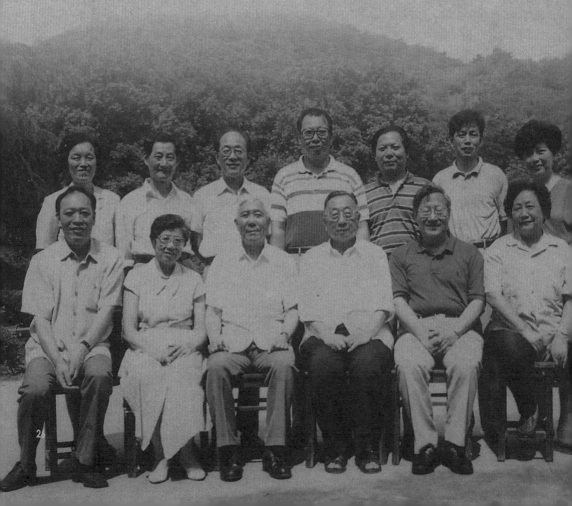

为教授与陈灏珠院士都煞费苦心,在浏览这两本书之后,列出20余条差别或差距,发现我们"病毒性肝炎"的篇幅就明显地多于《Cecil内科学》,尽管我们是"肝炎大国",需有足够的篇幅来描述,但经查阅发现,五种肝炎的病毒细微结构描述就用了25 000余字,对临床医生而言,这么多病毒学知识并不实用,违背了我们的立书准则。为此,我们在第14版中,仅肝炎一节就删去20 000字。而糖尿病一节,篇幅也超过《Cecil内科学》,我们共有8万多字,如发病机制等段的描述也超出"尺寸",为此第14版中也删去了1万余字。其他如中国从未见过的黄热病,其篇幅也多过《Cecil内科学》。对发现的问题我们已逐个予以解决,力臻完善,笔者相信这仅仅是新的开始,往后的漫长路上会使之更趋完美。

总审时间由庐山模式的2~3个月减至第14版的2~3周,对质量会有一定影响,该怎么办? 经分析认为,庐山模式在当今已无法重复,一则是不可能安排专家一直坐在某个地方2~3个月全神贯注地审稿;第二,长时间总审的费用不菲,无法筹集;那么如今应怎么办? 与会者认为目前是电脑时代,工作效率要比80年代高出许多倍,高效率可部分地弥补时间的不足,但非全部,大家清醒地认识到这点,主编会议上王吉耀主编提出"强化分审,以弥补总审时间之不足"的建议,陈院士和与会者一致赞同。

所谓强化分审是指各系统的分篇负责人负起全责,对本系统的文稿在总审之前半年需进行"分审",规定集中数日进行"封闭"式审稿,由本系统内的编委进行"交叉审",修改后由分篇负责人复审,问题较多的稿件乃退回给原作者,修正后再交回给负责人。由于分审的时间与总审相距半年,各系统有充分时间让稿件"几上几下",反复推敲,这样,总审前的大部分"半成品"已接近"成品"标准,因而2~3周的总审时间也就够用了。

随着复旦大学的机构调整,成立了大医口,医学院院长由桂永浩副校长兼任,他对《实用内科学》十分重视,亲自为我们筹划总审费用,有了

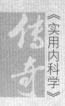

这个支撑,我们决定把附属医院支持的款项用于分审,整个一盘棋就这样活了!

## 以严谨求实之精神汲取教训

常言道"不会反省的民族是没有希望的民族",对一个单位也是如此。

《实用内科学》编委会在不同时期会根据面临的不同问题做自我调整,以引起对问题的重现。但有一事让我至今还有"切肤之痛"。事情发生在第 12 版,当时一位知名度很高的临床药理学家在写稿时已患有阿尔茨海默病,分篇负责人不知情,仍让他写,当他写某药的药理时,声称此药同时具有两个作用机制,其实其中一个机制乃属于另一类药。正巧分审负责人又漏审了他的稿件,乃至第 12 版出版后一个月左右,该领域的专家和校友华尔铨医师第一时间通知我,我们才知情,经紧急会商后立即通知出版社暂停印刷,一周内我们找专家改写这一节,即刻送出版付印,但已造成不良后果。

教训是深刻的,为防止类似事件的发生,我们在选择作者的规定中加了一条,即注意老年作者的认知状态。此外,目前各系统的字数乃相当可观,一般都在 50 万左右,相当于第 1 版全书的字数,而循环系统、感染性疾病的字数都在 80 万以上,为加强各系统的力量,提高分审的质量,防止上述漏审这样的低级错误再次发生,我们增加不少副主编,相信会有助于本书的人才梯队培养。

陈年旧事均已随风而逝,而旧事深藏的内涵却永不灭。我随本书一同走过的 30 多年中,与历任主编一起尝过寸步难行之苦,也感受到收获之喜。但最重要的是亲身感受到精神的力量,体会到什么叫"境界";没有精神力量的支撑,不可能做到每 4 年修订一次,《实用内科学》也走不到今天。望"正谊、明道"的精神永存!

# 忆一代宗师林兆耆

郭津生　丁浩

林兆耆教授为我国著名的内科学家、临床医学教育家，是新中国内科学和消化病学奠基人之一，对我国内科学和消化病专业的发展均作出了卓越贡献，其中就包括《实用内科学》。这套皇皇巨著是新中国最早的一部大型内科综合性参考书，也是国内最畅销的大型临床医学参考书，内容丰富翔实。该书自创始以来，经过 60 多年的风雨传承，已为读者所倚重，全国几代医务工作者将其作为案头必备的参考书。该书在中国香港、朝鲜、越南和东南亚地区亦有一定影响，第一版被美国华盛顿国会图书馆收藏。林教授为本书的创始人并担任此书第 1 至第 5 版和第 7 版的主编，以及第 8 和第 9 版的名誉主编。

## 经年寒窗　孜孜不倦

1907 年，为清光绪三十三年，农历丁未年，林兆耆生于上海，其家境贫寒，全凭自身刻苦努力读完小学、中学，并直升到沪江大学理学院半工半读，读书之余在图书馆和电话室勤工俭学，在此期间立下了学医的志愿。1931 年 6 月，他以首届第一名的优异成绩从国立中央大学医学院（今复旦大学上海医学院的前身）毕业，受聘为上海中国红十字会总医院助理住院医师，第二年任北京协和医院内科助理住院医师。

林教授的求学经历不可谓不传奇。1925 年他就读于上海圣约翰大学理学院及医学院，1927 年，北伐战争的胜利触动了帝国主义者的利益，圣约翰大学校长卜舫济痛恨大革命，撕毁中国国旗，引起了全校中国师生的不满和反抗，以致学校暂时停办。当时颜福庆和中央大学校长张

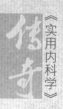

乃燕等在上海吴淞创办中央大学医学院,也就是上海医学院的前身,林教授就转学到此继续学习,于1931年以首届第一名的成绩从国立中央大学医学院(上海医学院前身)毕业。1933年8月,又以优异成绩考取庚子赔款唯一的医学生留学名额,成为上海医学院毕业生中第一位公费留学人员。第一届、第一名、第一位公费留学人员,这三个第一,成为上海医学院历史上的美谈。林教授赴英后,先在英国利物浦大学热带病及卫生学院研修半年,取得毕业证书,后又在伦敦各教学医院实习、进修。

1936年11月学成回国,他应聘为上海医学院内科学讲师。翌年8月晋升为副教授。1945年晋升为内科教授。后历任上海市中国红十字会第一医院(后更名为内科学院、华山医院)副院长,上海中山医院院长(第六任),上海医学院(后更名为上海第一医学院)内科系主任和医疗系主任。在内科学发展方面,林教授率先实行内科重点专科制,将内科学细分为消化、血液、心脏、营养等专科,促进了医院各学科的发展。在医学教育方面,林教授先后主编了《急性传染病手册》《实用内科学》《内科学》《症状与鉴别诊断学》等书籍,其中以《实用内科学》影响最为深远。

林兆耆教授的一生都奉献给了临床医学工作和医学教育事业,他以治学严谨、医学基本功厚实、学识渊博以及中英文演说能力卓越而享誉医学界。

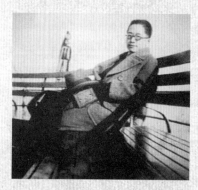

1933年,林兆耆教授在利物浦热带病医院

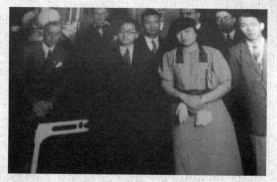

1936年,林兆耆教授(左三)访问德国西门子公司

他对医疗业务精益求精,对病人极其负责,一视同仁;对病情发展则始终施以敏锐的洞察力;对于病史和各项辅助检查,他要求下级医师能流利地汇报,然后亲自进行翔实而彻底的体格检查,绝不遗漏重要的线索;最后综合所有资料,作富含逻辑的分析。因此,受益于林教授妙手回春的患者不计其数,用悬壶济世和杏林春暖来比喻也绝不为过。数十年来,上海医学院的几代医生均以林教授为楷模,尊称他为"一代宗师"。

至于医学教育,林教授楷模之举在于高度认真、尽心尽力。像这样的最大牌教授,每次上课前,他还是要备课、修改讲稿,并绞尽脑汁,设计讲解流程。据1955届校友戴钟英教授回忆:"在上诊断科时,林教授先从口袋里拿出一根白色石头棒,此棒的头部粗大,他问同学们:"你们认识这个东西吗?"大家仔细看了看,有人回答,这好像是用来磨药的。林教授说:"对!这叫药杵,这个字读chu!药杵!乡下河边洗衣服时,用来捶打衣服的棒,春米的棒都有相似的形状,大家可能见得更多。"然后,林教授让等候在外的病人进来,让大家看病人的手指,林教授解释说:"这叫杵状指,这位病人是慢性肺部疾病——肺气肿,末端缺氧,组织增生,所以手指末端增粗,形如杵,故名。"戴钟英校友深情地说,"这段情景我终生难忘!"他暗暗地下决心:今后我给学生上课时,也要这样!像林兆耆教授这样的医学教育家,对医学教育的影响是深远的,值得我们好好回顾,发扬光大!

### 肝癌研究　杏林春暖

林教授在20世纪40年代研究伤寒等细菌性传染病,50年代研究血吸虫病,60年代研究肝癌等恶性肿瘤,这些科研课题完全适应我国严重疾病构成的时代变化。

1940年林教授首创用骨髓培养法诊断伤寒、副伤寒、葡萄球菌败血症及其他全身性细菌感染,并对伤寒、副伤寒中的胆汁、骨髓、血液、粪、尿等培养及肥达反应进行比较研究。1940年至1948年先后在《中华医学杂志》(英文版)上发表了六篇具有指导意义的论文,引起国内外医

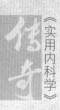

学界的重视。当时英国《柳叶刀》(*The Lancet*)杂志曾转载其论文摘要，并发表编辑部述评，评价甚高。在同一时期，他还对回归热、炭疽杆菌脑膜炎、中华分支睾吸虫病、氨苯磺胺的临床应用、消化性溃疡以及多发性胃平滑肌肉瘤等发表过研究报告。1941年4月他还在《美国神经和精神病学纪事》(*Archives of Neurology and Psychiatry*)杂志上发表《发热病中之出血性灰白质炎》一文。

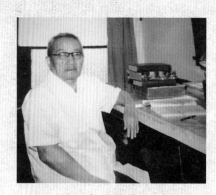

林兆耆教授在书房

20世纪50年代，他着手研究血吸虫病、胃癌等疾病，在《中华医学杂志》上发表过《日本血吸虫病之临床及诊断特征》、《日本血吸虫病之临床观察》及《消化病学之最近发展》等，1961年发表了《895例胃癌的临床分析》一文。1954年曾随中国医学代表团出席苏联地方病学术会议。

20世纪60年代之后，随着经济建设的发展及科技、卫生事业的进步，许多急性、烈性传染病逐步被控制。林教授敏锐地意识到，恶性肿瘤将成为威胁人民健康的主要疾病。所以早在50年前他就开始进行肝癌的协作研究，在林教授的倡导和有关领导的支持下，1957年成立了以林教授为首的"华东肝癌研究协作组"，办事机构设在中山医院内。作为内科教授，林教授意识到，肝癌如能早期诊断，也能手术切除，故在肝癌协作组中，除了进行生化诊断、核素扫描诊断研究外，还包括内科化疗、外科切除等治疗的研究。

除了临床医疗研究外，还包括病理学和肝癌发生学的研究。研究单位除中山医院外，还包括上海医学院的病理学科、肿瘤研究所等。范围扩大到江苏、浙江乃至整个华东地区。由此可见，在50年前即开创此种协作研究形式，实在是难能可贵，它开了我国肝癌协作研究的先河。

1959年起林兆耆教授又组织上海医学院各附属医院和中国科学院

在上海的有关研究所,对原发性肝癌进行深入研究。其后他总结了大宗临床病例,并提出了我国最早的肝癌分型法,这对于认识肝癌的一些特殊表现,至今仍有重要意义,当时研究的 γ-谷氨酰转肽酶现仍用于肝病的诊断。

他发表的《原发性肝癌207例的临床观察》论文,在1962年7月莫斯科举行的第八届国际肿瘤会议上宣读,是中国在国际论坛上最早报道的肝癌大系列研究,为尔后上海第一医学院附属中山医院肝癌研究的进展奠定了基础。此研究工作持续了10年,直到1966年"文化大革命"开始才被迫停止。

林教授对科研工作的态度同样极为严谨,并重视学习国外先进技术和经验,

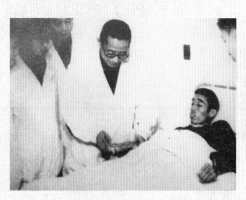

20世纪60年代,林兆耆教授在查房

他自己每天阅读医学书刊,但反对生搬硬套,强调要有自己的观点,立足于本国现实情况,为广大病人服务。他的这种观念和做法为后人树立了榜样。

## 内科奠基　功在千秋

林兆耆教授被誉为内科学和消化病学的奠基者之一,所谓奠基,即为后人奠定基础,打开道路。在消化系统疾病方面,林教授对肝癌的研究为其后中山医院在该领域的发展奠定了良好的基础。但是,内科发展中许多好的设想因战乱而无法实现,诸多奠基之举多始于抗日战争胜利后。当年,心血管病专业的最好仪器就是心电图,该学科的发展前景被看好。林教授为让陶寿淇在该领域有更大发展,先让他获得心脏病学前辈董承琅教授的指导。他们的培养再加上陶教授的自身努力,终于获得赴美深造的机会,先后在波士顿哈佛大学医学院附属马萨诸塞综合医院和

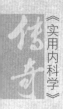

密歇根大学医学院附属医院进修心脏内科和心电图学,得到当时著名心脏病学家怀特(Paul White)教授和权威之一威尔逊(Frank Wilson)教授的指导。经过几代人的努力,中山医院的心血管专业在全国的地位一直居前,而由陶寿淇教授担任院长的中国医学科学院阜外医院,也多次在心血管病专业排名中位列第一。在造血系统疾病方面,林教授则安排朱益栋教授主攻,此后,因为学习苏联,朱教授受命组建病理生理教研室,后来在白血病研究方面成绩斐然。而血液病编写团队中的陈悦书教授在国内业界,也属于几个顶尖级人物之一,后来调任苏州医学院,据说和某个国防工业有关;吴茂娥教授则赴渝援建重庆医学院,成为该院血液科带头人。职业病的防治在工业发展中不可或缺,林教授让资深专家郑伟如教授负责,郑教授曾经是《实用内科学》第1至第5版的编委,后不得不因援建重庆医学院而中断在上海医学院的工作。20世纪50年代早期,林教授任内科学院副院长,得以整合著名内分泌学家钟学礼团队的力量,加上一级教授钱惪和戴自英的传染病学团队,一个强大的大内科团队就此形成。

《史记·李将军列传》在赞扬李广将军的为人之后,说:"彼其忠实心诚信于士大夫也。谚曰:'桃李不言,下自成蹊。'……"大意为:"李将军那忠诚的心让所有士大夫都肃然起敬,谚语说:'桃李虽不能言语,可树下确已走出条路。'……"林教授对医学事业之忠诚为中国医学界所崇敬,尊他是一代宗师,而他为中山医院内科所铺就的道路,正是"桃李不言,下自成蹊",所能告慰先贤的是,这条路正越来越宽广,前途越来越辉煌。

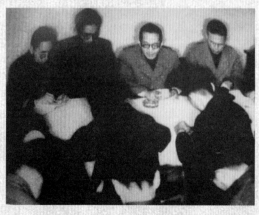

1955年,医学系办公室会议(右二为林兆耆)

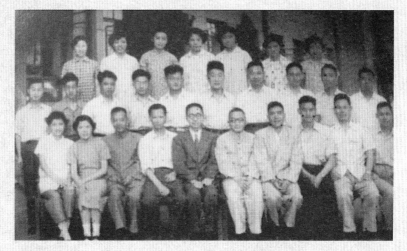

1957年,上海第一医学院第四届心电图学进修班(第一排右四为陈灏珠,右五为林兆耆,左四为李宗明,左五为陶寿淇)

## 著书立说　耆宿大贤

　　怎样才能为全国人民的健康做更多的工作呢？这是林教授一直在思考的问题,而写书正是惠及百姓的最好方法,编一本实用的内科学,先让医生得益,掌握知识,而后可以令病人能尽早获得正确的诊断和及时的治疗,而此时华东医务生活社(人民卫生出版社的前身)恰有此意,因缘际会,二者一拍即合。

　　写书要有厚实的基础,林教授纡余为妍,卓荦为杰,据现年95岁的朱无难教授回忆:"我们同学中传阅一本内科学讲义,这是一本打字油印的内科学英文讲义,内容简洁扼要,非常适用于备课迎考。书名叫 *Lecture Notes of Internal Medicine*,编者是 C. C. Ling。不知道中文姓名,印发单位也不清楚,直到自己作实习医员时,才打听到编者是上海医学院的内科林兆耆教授。这本讲义当时在内迁至川、黔、滇三省的医学生中传读甚广。"这是 20 世纪 40 年代的抗日战争时期。

　　20 世纪 50 年代初,新中国刚刚成立,百废待兴,由于历史原因,当时国内没有很好的教材,故多使用翻译自苏联的教材。然而由于医学院学生越来越多,仅靠苏联教材已远远不够,也不符合实际需要。"林教授

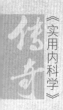

把这本 *Lecture Notes of Internal Medicine* 做了改进和扩编,成为上医的内科学讲义。"朱无难教授回忆时如是说。

后由内科一级教授林兆耆和钱惪共同倡导,肺科及皮肤科一级教授吴绍青和杨国亮支持该倡议,在上述基础上,编写了一本中国自己的《实用内科学》,之后又涵盖了精神和神经科的内容,成为一部大型综合性内科学参考书。

从第一版前言可了解林教授写此书的目的,他说:"随着新中国各项经济建设的开展,全国人民对于文化教育及卫生工作也都普遍提出了适当要求和热望。但目前我们医务工作者的数量及质量,远赶不上国家和人民的实际需要,因此对业务的学习,特别感到迫切。同时,全国医务工作者又一致的认识到,我国应短期内建立起自己的医学文献,有自己的医学教本和杂志;并且都愿意为建设民族的、科学的和大众的新中国医学而奋斗。"

林教授在前言中又写道:"在上述的基础上,上海医学院内科学院全体同志,希望尽他们最大的能力来参加这个建设新中国医学的艰巨的工作;……经过四个月的分工写作和编辑,这本内科学总算完稿付印,和各位读者见面了。"

可是愿望和现实并非一回事,现实中有太多困难要克服。首先,当时正值血吸虫病流行,1950 年陈毅元帅领导的"三野"军队住在江南血吸虫疫区,80% 以上的首长和战士都罹患了血吸虫病,当局立即成立了"日本血吸虫病"防治工作组,以上海第一医学院为主,上海第二医学院参加,钱惪、林兆耆二位教授任顾问大组长,大家奔波在血吸虫病防治工作的第一线。其后,抗美援朝任务又接踵而至,林兆耆、陶寿淇教授参加上海第二批志愿医疗手术队第七大队赴朝,林教授担任顾问,为了应对敌人发动的细菌战,他受命紧急编著《急性传染病手册》,该书封面由陈毅元帅题签。后又有部分学科作者赴朝轮换,所以《实用内科学》的 23 名作者从未凑齐在一起过,而每位作者的文字风格又各异,林兆耆教授不得不把上班以外的所有时间都用在编书上,力求统一文风。他审稿时精神特别专注,连香烟灼手了都不知道;他习惯于逐字逐句反复修改,有一文修改了七遍才定稿;他还亲自誊写,连汉字简化、标点符号都力求符合规范,字迹工整,一丝不苟。由于条件艰苦,林兆耆、钱惪、陶寿淇、陈悦书等教授均在华山国际救治总署建造的木头房子里写到晚上

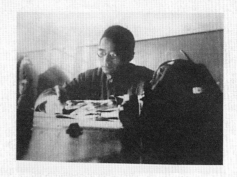

林兆耆教授在抗美援朝前线,正在编写《急性传染病手册》

9、10点钟才回家。林教授就是在这样的背景和物资条件极差的情况下,组织第一版《实用内科学》写作的。

当时的23名作者在4个月内日夜工作,最终于1952年出版了《实用内科学》第一版,全书约50万字,分消化、心血管、血液等系统,内容包括病因、发病机制、临床表现、诊断、鉴别诊断和治疗等。

1959年,林兆耆教授受到当时政治运动的冲击,被限制在肠道门诊接诊病人。其间他仍坚持亲自观察每个粪便标本,认为这会更有助于诊断,本着搞好医院环境卫生的宗旨,他还把肠道门诊厕所打扫得干干净净,被传为佳话。事后医学院党委向他道歉,而他却说:"过去的事就让它过去吧!"表现出一个科学家和大师的宽广胸怀以及非同凡人的气度。同年,《实用内科学》第5版在这种环境下问世。

"文化大革命"期间,《实用内科学》被迫停止再版,直至1970年奉国家卫生部指示要求上海医学院再版发行《实用内科学》,并计划达到180万字,军代表要求林教授对此书负全责。原本林教授就习惯于为每个字把关,即使有的作者字

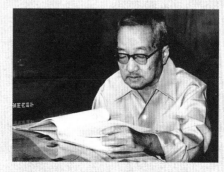

林兆耆教授在修改《实用内科学》

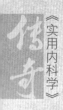

迹潦草,林教授也会坚持认真修改,这180万字的规模对他来说实在太庞大了;再加上当时的环境又是如此复杂,导致他思想负担过重,压力太大,遂于夜间常出现神志恍惚现象,但他日间仍读书不辍,经长期拖累,终于病倒,以致不能参与第6版的编审。

林教授为《实用内科学》倾注了毕生心血,他为这部书确定了宗旨,即立足我国国情,顺应时代变迁,以"我"为主,对我国的重要疾病应着重介绍,以"实用"为主,让临床医生学后即可应用;还要紧跟先进医学发展态势,他认为医学事业会不停地飞快发展,不学习很快就会落后。

林教授要求我们再艰苦也要坚持,使这本书广泛传播,让每位临床医生都能借鉴这本参考书;第一线医生在碰到疑难杂症时,能借助本书对病人做出精确的诊断并予以治疗;县级医院等二级和三级医院能以《实用内科学》作为基本参考书,随时可供查阅,及时解决疑惑。

第8版后,林教授不再做主编,有人曾提出把《实用内科学》改名为"林兆耆"实用内科学,林教授表示不同意,他认为这部书是集体的智慧,一个人不可能有这么渊博的知识面来完成这部书,他只是个开头,主要靠以后的接班人,靠有才华的年轻医生继续再版下去,不断把新进展充实进来,这样才能使《实用内科学》不断传承下去。

《资治通鉴》载:"狄仁杰尝荐姚元崇等数十人,率为名臣。或谓仁杰曰:'天下桃李,悉在公门矣。'仁杰曰:"荐贤为国,非为私也。'"意思是说:"狄仁杰曾经推荐姚元崇等数十人,先后成为名臣。武则天对狄仁杰说道:'天下的人才,都属于狄公你的门下了。'狄仁杰是这么回答的:"我是为国家未来举荐贤才,而不是单单为了自己的名声。'"林教授此举,大有古之贤者遗风。而《实用内科学》寄托了林教授对后来人的无限期望。

让我们再把镜头转到110年前,公元1907年,当林白英先生最小的儿子呱呱坠地的时候,他也许不曾想到,这个取名为林兆耆的孩子一生的成长会历经三个朝代,经历三种社会制度,更不会想到的是,他会为人民,为我们中国人的健康贡献了那么多。

本文部分内容由孙曾一教授(《实用内科学》首版至第 15 版的作者、编委)、朱无难教授(《实用内科学》第 5 版起的作者、编委)及林教授之女林其珊教授口述或供稿,另有部分资料来源于复旦大学附属中山医院林兆耆教授诞辰一百周年纪念资料集。作者郭津生系《实用内科学》第 15 版秘书,丁浩为复旦大学附属儿科医院药师。

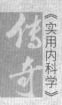

《实用内科学》

# 忆戴自英主编二三事

潘孝彰

戴自英,教授、博士研究生导师。1914 年 11 月出生于上海,1938 年毕业于上海医学院。1947 年在牛津大学病理学院学习,导师为弗莱明教授(青霉素注射剂发明者,诺贝尔奖得主),获博士学位。1950年回到上海医学院从事传染病的医、教、研工作,是中国临床抗生素学的奠基人,中国传染病学科创始人之一。1995 年由华山医院授予"终身教授"荣誉称号。

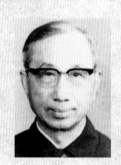

戴自英教授

笔者从事感染病专业已数十载,曾师从感染病学和内科学界中的多位顶尖教授,在此期间,我有幸能亲眼目睹并学习大师们之所长,受益匪浅。在众多先贤中,我随戴老工作的时间最长,达二十多年,戴老最令众人崇敬之处在于:他壮志凌云,心胸宽博,豁达大度,高瞻远瞩,运筹帷幄。笔者随戴老工作期间,所涉及的领域颇多,本文仅回忆他担任《实用内科学》主编时的几件事。

1976 年,"文化大革命"结束了。1978 年,中共十一届三中全会胜利召开了,神州大地一片春意盎然,整个医学界均在筹划着如何弥补"文化大革命"所造成的损失。国家卫生部由钱信忠部

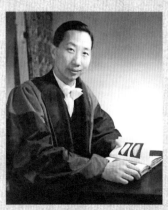

1949 年 12 月戴自英在英国牛津获得博士学位后留影

长领衔,举全国之力,编纂超大型工具书,即《中国医学百科全书》,戴老被任命为编委会副秘书长,主持日常事务,统筹全国90余分册的编写,以及日后五部综合卷的组织工作。几乎同时,《实用内科学》第7版也呼之欲出,学校决定由林兆耆和戴自英二位教授共同担任主编。因林老身体欠佳,所以重担就落在了戴老身上。

## 戴老巧借东风雨露,巨著喜得枝繁叶茂

戴老虽同时身兼两职,但该两项职务的差别极其明显,《中国医学百科全书》由国家卫生部部长亲自督战,财政部每年定期拨专款支持该书,无需戴老操心经费问题。而《实用内科学》则不然,他虽为上海医科大学领导,但由于"文化大革命"的影响,当时的国民经济处于崩溃的边缘,学校当然手头拮据,《实用内科学》编委会自然也无分文。国家和学校之困境决定了无法向这本书提供支持,戴老深谙此理,因此从未向校领导伸手求援,但是《实用内科学》第7版的规模相当庞大,处处都要用钱。最初规划该版的总字数是300万,但由于医学的快速发展,许多内容亟待更新,加上在国外,内科各专业子学科的发展如雨后春笋,知识量更加浩瀚,图书内容也必须增加,致使最后出版时的总字数达410万,首次将全书分为上、下两册,作者人数超过200人,参加编写的单位近十个。

要组织这样庞大的团队写好初稿,然后安排分编委审稿,进而再由分主编定稿,最后送交总审,每个环节的运转都离不开经费的支持,尤其是最后的总审,更是花费不菲。总审要由主编、副主编带领主要编委、学术秘书集中在僻静的某地,闭门审稿数月进行。那时尚无审稿费之说,所以无此项支出,但上述人员数月的食、住费用就很惊人。既然不向学校求援,唯一的出路是争取外援。戴老和某地方政府合作,即由上海的专家向其工作人员提供医疗咨询服务,而他们在庐山负责为编委会提供一处总审的场所。于是,1979年夏天,戴老带领近十位专家和学术秘书上山。在庐山除了夏日之清凉外,生活却相当艰苦,除了数百万字的总审任务之外,还要不断地接待省内干部,进行医疗咨询,专家们在苦中求

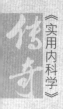

乐,并顺利完成任务,在本书陈灏珠院士的回忆文章中有详细描述。《实用内科学》第 7 版于 1981 年出版。回顾第 7 版启动之初,编委会一贫如洗,身无分文,其窘迫之境令人不知所措,好在戴老能巧借东风雨露,巨著迎来枝繁叶茂的喜人景象。

很快,第 8 版的修订工作又提上议事日程,1984 年开始筹备,当时距离"文化大革命"的结束仅仅八年,全国的经济尚未走上高速轨道,戴老还是不想伸手要钱,但这次的东风怎么借呢?再走庐山之路?那是不可能了,因为用高端医疗咨询来换取对总审的支持,这种机会是很难得的,于是戴教授来到江苏省淮阴市,和当地医学会、卫生局多次商议,最后达成共识:由淮阴医学会出面,举办

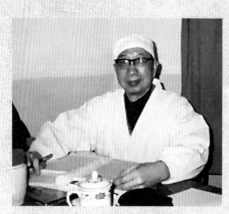
1986 年 10 月戴自英教授在抗生素研究所办公室

内科各专业的进修班。学习内容涵盖抗菌药物应用以及心血管疾病、消化系统疾病、肾脏病、内分泌疾病等的诊治,学员来自江苏、安徽和山东等省。三个月期间,举办多期,盛况空前,所收取的学费全部用来支付十多位审稿专家在淮阴的食宿费用。当年仍无审稿费之规定,这意味着专家们都是义务审稿。他们每周还要上几次课,完成讲课任务后就各自安排审稿。审稿时间因人而异:有人喜欢凌晨三四点起床审稿,认为此刻空气清新、头脑清醒;有的则喜欢挑灯夜战,从晚饭后一直审到半夜。尽管工作如此辛苦,而且还是零报酬,他们却从未有怨言,三个月的朝夕相处,大家反而有情同手足的感觉,其乐融融。淮阴总审始于 1985 年春天,止于仲夏末。1986 年,《实用内科学》第 8 版正式问世,标志着戴老第二次借东风成功。该功绩在上海医学院发展史中的地位,以"功留青史"来评价他,一点也不为过。

## 准阴照片

"淮阴模式"的实施,是和当地卫生局、医学会和地区医院领导的大力支持分不开的,编委会和他们朝夕相处,共同工作。图示陈灏珠主编(前左三)、邱传禄教授(前右二)以及学术秘书梅人朗(前左一)、王申生(后右二)和潘孝彰(后左二)和当地领导合影。

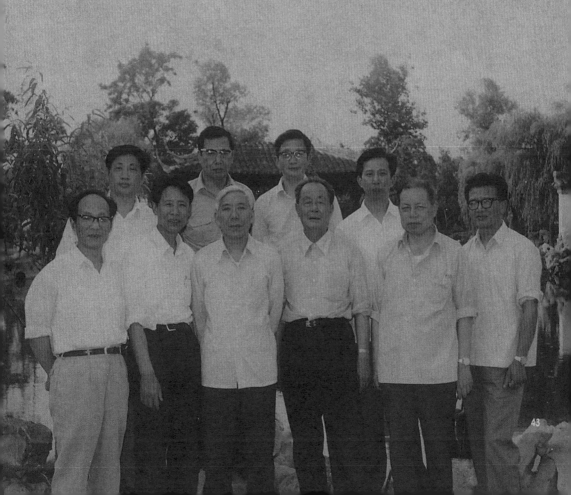

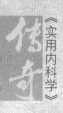

## 言简而意赅

跟随戴老工作二十多年,每逢遇到写书任务时,他重复次数最多的一句话就是:"千万记住,你们动笔之前先考虑好我的书是写给谁看的!"笔者及翁心华教授曾和戴老一起写过一本《从名人谈疾病》的科普书,戴老就从读者对象说起,仔细研究如何深入浅出地描绘疾病,怎样用趣味性语言吸引读者。1995 年戴老指导翁心华教授、我和儿科王岱明教授共同主编国内首套《现代感染病学》时,他多次指出,这是一套写给国内感染病专业医生看的,每个细节一定要做到"to update"(更新)!

在主持《实用内科学》工作时,他更是不厌其烦地重复这句简单而又含义深刻的话,因为只有这样做,《实用内科学》的宗旨才能实现。

那么《实用内科学》是写给谁看的呢? 戴老认为读者应是个大群体,是从学校毕业之后已走上工作岗位的各类医生。当时我们讨论几次后认为:①各级医院中的全科医生,含一级医院中无专业分科的内科医生;②二级以上医院的内科住院医生在升任主治医生之前,在各专科轮训期间,阅读本书的频率较高;③二级以上医院的专科医生,在遇到病人出现非自己专科的问题时,可查阅本书;④外科、妇产科和其他非内科的医生遇到内科问题时,可从本书寻找答案;⑤其他。

针对这些读者对象,戴老曾几次和大家讨论"我们应该怎么写这套书?"。笔者把他的意见归纳为以下数点:①"适可而止"的原则。这主要针对病因、病原和发病机制而言,因为 20 世纪 70 年代后,随着分子分物学的发展,内科的基础研究成果累累,其中有些是得到公认的,有的则不是,戴老要求我们不可效仿专业参考书的书写模式,该模式采用极为详尽的方式,把最新进展介绍给专业同行,内容乃无所不包,而针对《实用内科学》的读者群,我们切勿如此,必须"适可而止""笔下留情",用最精炼的文字,简要介绍已获公认而又成熟的发病机制,未获公认者,则一律不写;病因、病原学的进展常来自遗传学、分子生物学等研究成果,都要选择性地写,从临床实际出发,而不是从基础医学角度做深入的论述。总之,戴老希望作者能"换位思考",即站在读者的立场,思考怎介绍这些基础知识才能让读者更好地理解本疾病。②"结合国情"的原则。戴老规定在临床表现这部分应有中国自己的资料,因为不少疾病的表现有中国自己的特点。③实验室诊断常会有较大进展,是否已体现,这是我们审稿的重点之一,各疾病的诊疗指南、分类或分期等会有所变化,务必跟进。④书写的内容应让读者"读后就会用"。治疗部分,要突出疗效肯定、国内外公认的首选、次选的药物,也要有中国自己的资料,对国外最新、疗效肯定并有望引进的药物,也要进行介绍。⑤重视"治未病",即重视对疾病预防部分的书写。

戴老将林兆耆教授创立并主导近30年的巨著进行了书写的规范,突出这套书的鲜明特点,那就是"实用性"和"先进性"。

## 身心交瘁,主动让贤

通过两次巧借东风雨露,《实用内科学》得以枝繁叶茂。《实用内科学》第7、8两版出版之时,正值医学科学大发展之日,总字数也从200多万增至400多万,使之跟上世界发展之潮流。及至第9版,戴老自感心力交瘁,无力复借东风,乃向外求助,所得的答复是"没钱",于是第9版一路走来,坎坎坷坷,一波三折,虽然最终出版了,但戴老一生追求完美,这次的经历,无疑对他是一次打击,促使他萌生退意。此时他虽年近80岁,但身体仍硬朗,思维仍敏捷,笔者曾多次劝他再做一版,但他去意甚坚,决定让贤给德高望重的陈灏珠教授。

从第10版起,在陈灏珠院士的带领下,由不同专科的教授们组成的编委会将《实用内科学》连续修订了五个版次,共费时20年,即每4年一版,与《西塞尔内科学》同步,创造了《实用内科学》的另一段传奇。这期间我们得到复旦大学附属中山医院和附属华山医院两所医院及人民卫生出版社的赞助,数量虽不多,却可勉强进行短时间的总审,使《实用内科学》能每4年以崭新面貌和全国医务界见面。我们用朴素的行动来诠释"上医精神",笔者认为创造传奇固然重要,但更重要的是把这段传奇和林、戴二老创造的传奇变为上海医学院的传承。

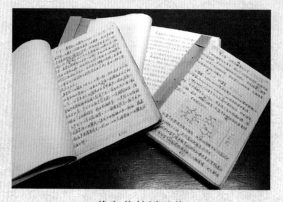

戴自英教授手稿

后记:自《实用内科学》第 14 版起,上海医学院给予总审以足够的经费支持,本书的影响将会更加深远。

# 承前启后，继往开来
## ——《实用内科学》和我

陈灏珠

## 一、引　子

《实用内科学》问世 65 周年，正值第 15 版行将出版之际，编辑委员会和人民卫生出版社决定编写一本定名为《〈实用内科学〉传奇》的书，讲述编写《实用内科学》65 年过程中发生的一些故事，并邀我参加编写，说说我的故事。我想"传奇"者即情节奇特、内容不寻常之故事也。65 年来，《实用内科学》的各位编者，都有艰苦奋斗、克服困难、勇往直前、取得胜利的过程和体验。不寻常的故事定然很多，写出来可以互相交流和借鉴。好的经验和正确的做法值得大家学习参考，不好的和错误的做法需要大家共同克服，避免再犯。这将有助于继续编好这本书，使之能够屹立于我国乃至世界内科学界优秀教科书和参考书之林，也能为下一代接班者继续编好本书提供参考。为此，我欣然接受了这一任务。

## 二、《实用内科学》的渊源

《实用内科学》是我国解放初期，由上海医学院内科一级教授林兆耆牵头，一级教授钱悳，副教授和讲师郑伟如、陈悦书、孙忠亮、刘约翰等合作组成上海医学院《实用内科学》编辑委员会，再遴选 23 位编者于1951 年开始编写的内科学专著，1952 年完成，9 月由华东医务生活社（人民卫生出版社前身）出版发行，为《实用内科学》第 1 版。编写《实用内科学》是上述前辈们的自发行为。林兆耆教授是上海医学院的第一届毕业生，钱悳教授是上海医学院的第二届毕业生。他们认为，当时我国解放战争已经取得胜利,除台湾省外全国各地已经解放,由中国共产党领导的中华人民共和国已经成立,我国进入社会主义建设时期,医学教育需要改革,医疗体制也需要改革,以适应国家建设的需要,适应国家培养医学人才的需要。因此,它是按国家的需要编写的教材、教科书和参考书。其内容有基于本国国情的选择,有赶超世界水平的阐述,有对本国未来发展的预期,即要打造民族的、科学的、大众的新中国医学,任务无疑是繁重的。谁来承担这样的工作? 正是我们的前辈,他们是在出版社的邀请下主动请缨的,充分体现了中国知识分子对国家、民族的责任感,体现了他们"天下兴亡,匹夫有责""当今之世,舍我其谁?"的使命感。

目前我国主要有传统医学和现代医学两种医学体系。传统医学亦称中医学,是我国土生土长的医学体系,已有近四千年的历史。现代医学亦称西医学,是来自西方(尤其是欧美国家)的医学,主要发源于希腊,也有三千多年的历史,它于明代由传教士传入我国。中医和西医有各自的理论和实践的经验,新中国成立后都得到很大的发展,为保障人民的健康立下汗马功劳。历年我国提出的卫生工作方针都提到"团结中西医""中西医结合""创立新医学派""中西医并重"等。国家期望中、西医医师们团结合作,共同为人民的健康更好地服务,作出更大的贡献。

现代医学是由懂得医术的传教士们首先传入我国的。他们在教堂里设立西医诊所,或以教堂的名义建立独立的西医诊疗机构为老百姓治病。然后扩大规模建立西医医院,也就是教会医院。这些教会医院分布在我国的一些城市中,规模较大,历史悠久,许多已在百年以上。在我国现代医学传播过程中,在培养中国学生成为西医医师过程中,教会医院起了关键性的作用。例如中国民主革命的先行者孙中山先生就曾在教会医院——广州的柔济医院(现称孙逸仙纪念医院)学医。能把学生培养成西医医师的教会医院,又逐渐发展成培养西医医师的医学院校,这些教会办的西医医学院校规模再逐渐增大,又发展成为教会办的大学的医学院。其后西方国家的一些慈善基金会或个人基金会或得到政府资助的金融实体也来我国办大学和医学院。例如岭南大学医学院(广州),

齐鲁大学医学院(济南),华西大学医学院(成都),同济大学医学院(上海),圣约翰大学医学院(上海),震旦大学医学院(上海),协和医学院(北京),湘雅医学院(长沙)等,就是其中的佼佼者。这些学校的教师都用他们本国的语言(讲课)和文字(编写教科书)来传授他们的医学知识。于是我国的西医学教育就分成英美派、德日派、法国派等派别,其中以用英语教学的英美派医学院最多。

西医学逐渐被我国人民所接受,民国时期政府也开始在国立大学内或以独立建制的形式设立国家或中国人自己办的医学院,国立上海医学院就是国人自办的最早建立起来的医学院。1927年4月,国民政府教育行政委员会决定由江苏、浙江两省试行"大学区制",6月将当时东南大学等9所在江苏境内的专科以上学校合并,在南京组建成立国立第四中山大学,设9个院校,将医学院和商学院设在上海。7月任命颜福庆为医学院院长,在吴淞前国立政治大学校址处建院,9月正式开学。1928年2月医学院更名为江苏大学医学院,5月再更改名为国立中央大学医学院,8月在上海的中国红十字会总医院被定为医学院的实习医院,更名为中国红十字会第一医院。1932年8月民国政府教育部将国立中央大学医学院改为独立的学院,更名为国立上海医学院,学制定为6年,直接招收高中毕业生。1936年9月和12月在上海枫林桥新建校舍和第二所实习医院中山医院相继落成并启用。

颜福庆院长是我国著名的提倡公医制、要求医师为人民服务而不是只顾开业赚钱的医学家和医学教育家,曾留学美国,任湘雅医学院院长。国立上海医学院在他的领导下,采用英美医学教育体制,课本用原版英文教科书,例如内科学就用美国版的《西塞尔内科学》(《Cecil 内科学》),教授用英语讲课,学生的实验报告、医师的医疗文件都用英文书写,纯属英美派的现代医学教育程式。1937年7月抗日战争爆发,8月日军进攻上海,上海沦陷,学院内迁昆明白龙潭,1940年10月再迁重庆歌乐山,成为抗日战争时期众多的流亡大学之一。直到1945年8月15日抗日战争胜利结束,学院迁回上海。在昆明和重庆流亡期间

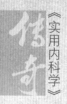

继续办学时,条件极其艰苦,课室、实验室、学生宿舍、职工宿舍、食堂都是竹寮茅舍。许多学生与家庭失去联系,经济困难,有时只得半饿着肚子听课。由于东部沿海地区大多沦陷或受到日军的封锁,原版教科书早已买不到了,即使偶然有卖的,穷学生谁能买得起? 大伙只好到学院的图书馆去借,然后轮流学习。其实那时学院图书馆也没有什么新版本的医学图书,只能借到一些老版本。新的知识只能从老师的讲课中听到。所以老师讲课时大家都聚精会神地听课并迅速地做笔记,如饥似渴地学习新知识。而这时流亡内地的医学院中流传着一本英文写的内科学讲义 Lecture Notes of Internal Medicine。正好适合当时医学生学习内科学的需要,因而流传甚广,编写者署名 C. C. Ling,是内科前辈林兆耆教授英文名字的缩写。在一些校友中有另一种说法:这是国立上海医学院第 10 届毕业生陶寿淇教授当年听课时用英文速记法记下来的内科学讲义——授课者是当年的医学泰斗应元岳教授——印出来并定名为 Notes on Medicine。我看到过这本讲义的外观,是陶寿淇教授的同班同学,我们的老师程懋坪教授,为我们讲授内科学时常常带着参考的一本。那是棕色硬面 16 开本的精装本,厚度大约有 2.5 厘米,也许是抗争胜利后的新版本吧! 新中国成立后,党和政府要求学校用我们自己的民族,即中华民族的语言和文字进行教学。于是各医学院校包括上海医学院都用中文自编讲义,用普通话进行教学,实习医院的医疗文件也改用中文书写。当时上海医学院所编的《内科学讲义》的内容有不少就是取材于这本英文版的内科学讲义。1951 年开始编写,1952 年出版的《实用内科学》,其实也脱胎于上海医学院的《内科学讲义》。了解这段历史,追溯《实用内科学》的渊源,可见内科前辈林兆耆教授当年编写的英文版《内科学讲义》,是集应元岳等众大师之大成。这样《实用内科学》的起源可能比过去大家所认识的更加悠久。

### 三、《实用内科学》的第一批读者

我于 1948 年来中山医院当实习医师,1949 年实习期满毕业留在中山医院工作,任内科住院医师和内科教研室助教。《实用内科学》第 1 版的编写和出版期间我还处在接受住院医师培训的阶段。前两年我按传统体制住在医院的住院医师宿舍里,24 小时值班为病人服务,天天跟随主治医师查病房,学习并实践对内科病人的诊治,观察其效果,也协助主治医师带教培养实习医师和见习医师。几乎和当实习医师时一样每个星期的法定休息日——星期日只能得到下午半天的休息,因为通常住院总医师要在星期日的上午进行总查房,讨论一些疑难病例,住院医师得跟着学习。传统的住院医师体制在我任第三年住院医师时通过全国的大讨论,认为对住院医师不够人性化而最终被废除。我后两年的住院医师工作已改为现在的轮流值班制。从此住院医师每天工作时间过长的问题才得到解决。有人认为住院医师可以不再住院从而得到真正的"解放"是好事;但也有人认为这是有得也有失的事,住院医师和实习医师会因此错过一些要通过连续密切观察病人才能看到的病情演变的机会,也就是错过了通过实践来提高自己诊治疾病水平的机会。不管怎么说,我们这批住院医师可以多些时间静下心来读点书了。此时用中文编写出版、集中了一些本国资料的《实用内科学》,对我们这些内科住院医师来说是一本需要好好学习的书。因为我们从中不但可以学到内科学知识,还开始熟识许多中文医学词汇,书写所有的医学文件时都要用到,这样我们自然而然地成为它的首批而且忠实的读者。

当时我们内科住院医师所了解的《实用内科学》第 1 版是这样的情况:

第一,它是一本由 23 位编者执笔,强调集体主义精神,共同编写的著作,以"上海医学院内科学院编辑委员会"的名义,以团队负责的形式编写。有 6 位编委,但不再分为主编、副主编、编委等职务,而是大家共同负责,承担各自有关专业的编审任务。编委会的名字随着学院名字的多次更改而曾经称为"上海第一医学院内科学院编辑委员会""上海第一医学院《实用内科学》编辑委员会""上海第一医学院《实用内科学》编写组""上海医科大学《实用内科学》编辑委员会""复旦大学医学院

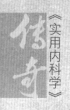

《实用内科学》编委会""复旦大学上海医学院《实用内科学》编委会"等。自第12版以后改成"复旦大学上海医学院《实用内科学》编委会",并沿用至今。自第8版以后,编委虽有名誉主编、学术顾问、主编、副主编、特约编委、资深编委、学术秘书、工作秘书和主编助理等分工,人数也增加很多,但编写工作依然是遵循集体主义的精神,以团队负责的形式来实施。这体现在各系统疾病编委对写好的稿件进行分审,编委会再对全部稿件集体进行总审的程序之中。

第二,本书是新中国成立以来最早出版的内科学专著。对医学生来说,它是一本教科书,对在职的内科医师来说,它是一本参考书。编者按内科学理论与实际相结合的思路编写,以理论为实际的基础和指南,予以阐述,但重点放在阐述临床实际应用方面的内容。书名中的"实用"提示它所阐述的内容,在被参考以帮助解决内科疾病的诊断和防治问题时,拿过来就能用得上。书中对每种疾病的阐述重点放在临床表现、诊断和鉴别诊断、预防和治疗等方面,而对发病机制、病理解剖、病理生理的阐述则从简。这样对医学生而言,可避免与他们不久前才学习过的基础医学相关理论的内容过多地重复;对临床医师而言,为解决某一疾病的临床问题而需要参阅本书时,可以直奔主题而减少翻阅时造成时间上的浪费。

第三,本书一改过去应用西方国家教科书出现的情况,所阐述的疾病以常见于我国的内科疾病为主,不见或罕见于我国的疾病不予介绍。这样更适合培养我国内科医师的急切需要。引用的文献也强调以尽量引用我国作者发表的论文为主,建立和累积起我国自己的内科学资料。但此后不久由于抗美援朝战争中发现美方使用细菌武器,编委会遂及时决定在本书增加介绍一些未见或罕见于我国的传染病的内容,为我国内科医师在临床上发现并防治这些可能由于细菌战引发的传染病提供参考。其后本书逐渐对所有内科疾病都予以阐述,对国内罕见或未见者也尽可能做简单的介绍。《实用内科学》成为全面地介绍所有内科疾病的专著。

第四,本书的编者除我国内科学老前辈外,还有许多是本学院的内科主治医师或讲师以上的后起之秀(现已提高到副主任医师或副教授以上才能参加编写)。正是他(她)们那时带领着我们进行住院医师的临床实践,使我们的学术水平不断提高的上级医师,其实就是我们的老师。他(她)们工作严肃认真,诊治病人极其负责,对我们的工作严格要求,认真督促,不断地对我们进行言传身教,使我们在不知不觉中在道德和技术水平方面都得到提高。他(她)们不愧是复旦大学上海医学院内科的精英。如今他(她)们大多数已经仙逝,回忆他(她)们的音容笑貌,重温他(她)们在《实用内科学》中所写的篇章,不胜感慨系之,他(她)们和老前辈们一样都是我们永远学习的榜样。

## 四、从读者到编者和编委

### (一)初入编者行列

《实用内科学》第1版于1952年出版后,很受关注也很受欢迎。1953年和1954年各做一次小的修订出版了第2版和第3版,累计印数4.5万册。1954年我晋升为内科主治医师,1957年再晋升为内科教研室讲师。时值编委会决定对《实用内科学》做一次大的修订,出版新的版本——第4版。大修订需要增加编写人,我和同届毕业的同学当时达到了编写人的资格,被邀请参加编写。我由时任中山医院内科主任的陶寿淇教授指定修订原由他编写的第十八章(后改为第十九章)循环系统疾病中"冠状动脉性心脏病"(简称冠心病)一节和新编写"无脉病"一节。我觉得动脉粥样硬化除可累及冠状动脉引起冠心病外,还可以引起其他动脉的粥样硬化,经征得陶寿淇教授同意,增加了"动脉硬化"这一节,着重阐述"动脉粥样硬化";在"冠状动脉性心脏病"一节中增加阐述一些病种。

虽然在住院医师培训期间,我在《中华医学杂志》和《中华内科杂志》发表过8篇论文,也发表过16篇临床病理(病例)讨论会的记录,在为解放军防治血吸虫病工作中立三等功,抗美援朝医疗队工作中立一小

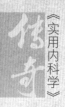

功,有了一定的论文写作和临床工作经验,但第一次参加编写专著,而且是一本很受瞩目的专著仍是既兴奋又紧张的。

于是我先重读《实用内科学》第1版的前言,重温前辈对如何编写此书提出的意见和具体的要求,按这些要求来编写以期能写出达到《实用内科学》水平的稿件。然后广泛地收集有关动脉硬化和冠心病的文献,仔细地阅读,深入地分析整理,然后谨慎地落笔。那时动脉硬化和冠心病在我国尚不多见,还算不上是常见病,尤其不是常见的心脏病,但在发达国家中已属常见。所以我收集到的文献资料,无论是临床资料的分析和实验研究的报告,都以欧美国家学者发表者居多。国内学者发表的不过数篇,我们自己发表过的有陶寿淇教授领衔的关于二级梯心电图运动试验诊断心肌缺血的论文,和在陶寿淇教授指导下由我执笔的关于心肌梗死的论文。参考这些论文我完成了"动脉硬化"和"冠状动脉性心脏病"这两节的编写,经陶教授审阅修改,为编辑委员会所接受。在同样的情况下,我也完成了自1929年以来国内报告了13例,我们自己看到1例的我国少见病"无脉病"一节的编写。

20世纪50年代,时值我国全面学习前苏联,医学方面着重学习巴甫洛夫的学说,我在编写"动脉粥样硬化"一节时也强调高级神经活动障碍与本病发生的密切关系,提出高级神经活动失调时,引起血管痉挛,管壁血供不足而致营养发生障碍;血压波动并升高引起血管损伤并增高其渗透性,促使血中脂质在血管壁沉积,形成粥样斑块。动脉粥样硬化和冠心病的致病危险因素众多,当时认定的主要有老年、男性、高脂血症、高血压、糖尿病、吸烟、肥胖、体力活动少、脑力劳动紧张、心理应激、遗传等。当年国人期望寿命短、传统的饮食比较清淡、高脂血症者少、肥胖者少、患高血压和糖尿病者还不多,体力活动少、心理应激强、长年坐着工作者也不算多。虽然存在吸烟者不少这一不利因素,国人动脉粥样硬化和冠心病的患病率仍较欧美发达国家少得多。然而近30余年来,由于人民卫生事业的发展,许多疾病尤其感染性疾病得到控制,人民平均期望寿命延长,加之工作和生活节奏增快,饮食成分改变,脂肪含量和热量增多,高脂血症、高血压、糖尿病、肥胖者增多,动脉粥样硬化和冠心病的患病率逐渐增加。我们从 20 世纪 50 年代起就按年代观察上海地区我校两所综合性医院内科住院心脏病病人的病种构成比变化趋势,显示风湿性心脏病在 50、60、70 年代均居首位,而冠心病在 50 年代仅居第 5 位,60、70 年代居第 2 位,80、90 年代已超过风湿性心脏病居于首位。21 世纪以来,由于冠心病的迅猛增加,这两所综合性医院不得不安排一些专用床位为这些病人做介入诊断和治疗服务,综合性医院已不是那么纯粹的综合了,此时冠心病在心脏病病种构成比中占绝对优势,继续这样观察的意义就不是那么大了。对冠心病将会在我国成为最重要的心脏病的论断,我们在 20 世纪 50 年代就已提出,经过 60 多年的观察,证明这论断是正确的。现在我们应该做的是加强力量,努力防治,降低冠心病的患病率和病死率。

对冠心病的一种重要且危重的类型"心肌梗死",我们在 1954 年发表"心肌梗死"这篇论文时,曾提到它是冠状动脉突然堵塞导致局部心肌无血液供应而坏死所致。冠状动脉内血栓形成突然完全堵塞了血管可以引起心肌梗死,但由于有侧支循环的存在不一定都会发生心肌梗死。因此,将冠状动脉血栓形成等同于心肌梗死是不妥当的。又曾有一段时间将心肌梗死改称为"心肌梗塞"。我们也认为不妥,因为心肌梗死的要害是心肌坏死,虽然"死"字不利于保护性医疗,对病人可能产生不良刺激,但这是符合科学客观的疾病命名,最终全国科学技术名词审定委员会已确定它应被命名为心肌梗死。

《实用内科学》第 4 版于 1957 年 12 月出版,字数由第 3 版的 74 万字增加至 120 万字。1959 年上海第一医学院奉上级之命在重庆创办一所医学院,定名重庆医学院(现称重庆医科大学),以加强我国西南地区的医学教育和医疗保健的工作。根据既定方案,上海第一医学院将有半数的教师、医师和其他职工由钱悳院长率领前往重庆办学,上海第一医学院《实用内科学》编辑委员会成员于是也做了一些调整,林兆耆教授仍主持编委会。另外,原来由上海第一医学院内科教研室负责编写的另一本专著《症状鉴别诊断学》则分工给重庆医学院的内科教研室,由他们负责编写。

1959年9月《实用内科学》出版第5版,先出版普及版本,1961年10月出版正规版本,字数增至124万。"文化大革命"期间,教学工作陷于停顿,教科书和参考书暂无需要,上海第一医学院《实用内科学》编辑委员会的工作也处于停顿状态。1971年上级指示,要求修订再版《实用内科学》,学院领导决定尽量先由原编者做出修订,再组成新的"编写组"加以审改。我在完成我编写的动脉硬化、冠状动脉性心脏病、无脉症等章节的修订外,因在上海有干部保健任务,未能前往北京从事"编写组"的审稿工作。第6版增添了一些新的章、节,阐述一些新的专题;各章均有总论,概括地介绍本章疾病的共同特点、新进展等。全书字数增至202万,累计印数33.1万册。

### (二)进入编辑委员会

"文化大革命"结束后,高等学校开始招生,高等教育恢复常态。上海第一医学院《实用内科学》编辑委员会也恢复活动,准备修订出版《实用内科学》第7版。首先将编委会成员人数进行调整,由原来的9人增至17人,有林兆耆、戴自英、陈灏珠、丁训杰等人。编委会首次明确设置主编,由林兆耆和戴自英两位教授担任,直接领导编委会的工作。我初入编辑委员会,与各位前辈为伍,很是兴奋,由于此前参加过全国高等医药院校教材《内科学》的编写和总审工作,有了一些经验,所以不那么紧张。我从容地完成我承担编写的那些章、节的任务,对我所负责安排其他同事编写的循环系统疾病有关章、节的稿件进行初审,然后携带这些稿件跟随主编到约定地点进行总审。由主编带领各系统疾病审稿的编委集合于一处,进行封闭式总审,最后定稿,这是编写本书的优良传统。进行总审有助于统一全书的编写规格,平衡各章、节的字数,保证有1/3内容的更新,避免发生一题两稿的"双包案"或有题无稿的"漏编案",不同专业的编委相互交叉审稿有助于从不同角度来发现问题和错误(尤其是药物剂量方面的错误)并及时予以纠正,进行去除英语式的汉语表达

(尤其是引用英文文献时)等语法修辞方面的工作。此外,编委集中审稿还有利于学术交流和相互启发,提高文稿的学术水平。但是要编委们在一段时间内聚集在一起并不容易;要找个地方让大家住下来不受干扰地工作一段时间也相当困难。重要的是需要经济上的支撑。

笔者第一次以编委的身份参加《实用内科学》的总审,就是第 7 版的总审。当时,"文化大革命"虽然已经结束,但国家经济仍在复苏中;学院领导没有经济力量来支持我们总审所需费用,编委会只能自力更生。主编戴自英教授想到去找时任江西省九江地区领导,也是他的好友的支持,这位领导表态应该而且愿意支持高等教育的复苏和发展。经他批准在庐山上安排一幢招待所式的房子供我们使用,住宿费用优惠,打折到我们可以承受的水平,伙食自理,有水电供应。这真是对我们最有力的支持。大家知道庐山是我国旅游和避暑的胜地,与上海有一定的距离,要乘船两天到九江,然后再乘公共汽车上山,在那里工作不会有人长途跋涉前来干扰,不过我们还是碰到一些来庐山旅游或避暑的熟人。庐山上有许多供游客住宿的房子,有的很豪华,类似高级宾馆;有的很普通,相当于机关的招待所。我们到庐山既不是来避暑的,也不是来旅游的,而是来工作的一群教授和医师。我们在 1979 年 7 月 5 日集体乘船离开上海到江西九江,上岸后随即乘公共汽车上庐山,同年 9 月 16 日下山返抵上海,在庐山上工作两个多月的时间。这期间我们一直工作、食、宿在招待所式的一幢房子里,这幢房子当时是属于比较旧的房子,在我们的卧室当中放几张桌子就算是工作室了,食堂有张可供十几个人一起进餐的大圆桌。卫生间、淋浴间都有,自来水、电日夜供应,生活还算方便。所以日间可以正常工作,一天工作未完成的话晚上还可以开开"夜车",赶赶工。这次总审主编林兆耆教授因身体不适没有来,由主编戴自英教授领队,年龄较大的编委也没有来,主要是担心他们舟车劳顿和不适应山上的工作、生活和气候条件。参加总审的编委,虽说比较年轻,像我那时也 55 岁了。上山的编委连同学术秘书和工作秘书一行有十余人。算起来我在山上工作了 73 天。主要是审改我从事的专业循环系统疾病的

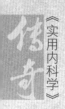

稿件,同时交叉审定消化系统疾病的稿件,完全用于审稿的时间55天。其他工作还有七次下山到地区医院或部队医院会诊疑难病人或干部病人,每次半天或一整天。三次下山做学术报告和学术讨论,每次半天,用同样的时间备课或写讲义。庐山著名的美景虽多,我们却无暇去欣赏,但在紧张审稿之余,出门走十几步就会看到自然美景,再走十几步可以走进庐山电影院去看电影,看些拍摄成电影的庐山美景。那时看电影是免费的,不过电影院里天天放的电影只有《庐山恋》。上山一个多月后的8月8日我写了一首五言律诗,记述在庐山审稿时的甘苦。诗曰:

> 著书贻后学,山舍暂为家。
>
> 斗室齐伏案,不觉鸟喧哗。
>
> 奋笔流汗水,解渴有山茶。
>
> 餐桌常无肉,缘由孔方赊!
>
> 饭余行百步,始信石径斜。
>
> 松下淋朝雨,山亭望晚霞。
>
> 何日书成卷?东海系归槎。
>
> 若问劳中逸,同登牯岭街。

诗意是:我们为了给后辈编写书籍,暂时在山村安个家。在小小的房间里大家一齐埋头书案专心工作,连室外鸟儿喧闹的声音都听不见了。炎热的天气里挥笔改稿时汗水都滴下来了,然而有山上产的茶叶来解渴。进餐时餐桌上常常没有肉食供应,是因为经费不足,钱只能省着点用。餐后行走百步的散步活动中,感觉到石板铺成的山路是歪歪斜斜的。早上散步常因下雨而躲在松树下避雨,晚上散步走进亭子里可以欣赏晚霞。多么渴望那一天的到来啊:成卷的书编好了,乘船回到东海之滨久别的上海!若问编书紧张工作中有无轻松的时候?回答是有的,那就是大家一齐到庐山最繁华的商业中心牯岭街去逛街的时候。

1979年9月14日完成《实用内科学》第7版的总审任务,1981年5月出版,分上、下两册,总字数增至410万。1982年本书获全国优秀科技图书一等奖。

## 五、担任副主编

距离《实用内科学》第 7 版出版 4 年后的 1985 年,我们筹备修订出版第 8 版的总审工作。由于学院更名为大学,编委会于是更名为上海医科大学《实用内科学》编辑委员会,因为原编委会成员中张沅昌教授和吴绍青教授两位前辈相继逝世,编委会进行了调整,首次设副主编职务,由我和丁训杰教授担任,戴自英教授仍任主编,林兆耆教授改任名誉主编。这次总审仍然存在需要经济支持的问题,编委会仍需要自力更生想办法解决。恰好这时江苏省淮阴市领导和该市第一人民医院领导来中山医院洽商拟请我院帮助他们培养内科医师的事。以往他们曾派过内、外科医师来我院进修,回去后业务水平得到提高,认为进修效果很好。这次他们拟请我院派员到当地举办内科进修班,让更多的医师来听课学习从而也得到提高。我院领导通过院办公室主任欧天干来征求我的意见。我想,我们和淮阴市可以进行条件交换:我们同意去办内科学进修班,他们安排我们进行《实用内科学》第 8 版总审的地方;淮阴市选派内科医师学员到进修班学习,同时为我们既来办进修班又进行总审的编委会成员提供我们可以承受的打折收费的食宿条件。这样对双方都有利,正是现在常说的"双赢"。这个方案经主编戴自英教授和编委会认可,也得到中山医院、华山医院和淮阴市以及淮阴市第一人民医院领导的支持。于是在 1985 年 4 月至 6 月付诸实施。我们乘汽车来到淮阴市,住进了淮阴市第一招待所,就在住宿的房间里从事审稿、备课、编写讲课讲义等工作,也兼作会诊病人和干部保健咨询场所。算起来,我在淮阴市审稿 37 天,我们先后办了两个进修班,我各讲课四次,每次半天,备课和写讲义也各用了相同的时间,参加疑难病人会诊和干部保健咨询六次,每次半天。另外,在淮阴市领导的安排下,我们参观了淮安的周恩来故居博物馆,重温周总理一生的革命历程,受到一次深刻的社会主义教育。从上海到淮阴市当年可乘汽车直达,或经南京或扬州市转达,都需一天的时间,它与上海之间的距离虽不算近,但和庐山(第 7 版的总审地)比起来就不算太远了,因而在淮阴审稿就难以避免干扰,无法安下心来工

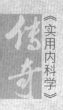

作。有些人会找上门来要求会诊,有些编委在上海的工作还不能完全脱身,只好一边审稿,一边找机会短时间回上海处理未了的事。有一天晚上主编戴自英教授发现,在招待所审稿的编委没有几个,晓得他们短期回上海办事却未向他请假后,对他们进行了严厉的批评。这令我作为副主编没有协助主编做好工作而深感抱歉。我在第7版庐山总审中,全部时间都在庐山上工作。和大家一起上山,一起回来。这次在淮阴市总审过程中我却未能全程在淮阴市完成,有一段时间因有会诊、外宾接待、政协会议等任务请假回到上海或到北京,这时只能带着待审的文稿随时挤时间来审,有些编委也有同样的情况。虽说大家都还能够完成总审工作,但各系统疾病的交稿时间颇有参差。第8版于1986年12月出版,仍分上、下两册,上册216.5万字,下册189.6万字,总字数达406.1万,累计印数达95.82万册。这次版本删掉了"祖国医学辨证与治疗原则"这一章,还本书为一本现代医学即西医学著作的面目。但在治疗措施的阐述中仍提到一些行之有效的中医或中西医结合的疗法。同时在正文中恢复列出该章或节的编者姓名。

1993年1月《实用内科学》第9版出版。1992年名誉主编、内科消化病学专家、我国内科学奠基人之一的林兆耆教授不幸病逝。这是我国医学界的一个巨大损失,对《实用内科学》来说,编写本书的创始人逝世,损失尤其严重。大家心情沉重地筹备本版总审的时候,却无法找到像上两版类似的经济支持,无法让编委们安心地集中在一起封闭式审稿。最后主编决定不进行集中总审,改由主编、副主编、编委分头审,学术秘书收集整理,最后由主编和副主编定稿。第9版的主编为戴自英教授,名誉主编为林兆耆教授,副主编为我和丁训杰教授,学术秘书由王申生、翁心华教授兼任,主编助理兼学术秘书由梅人朗教授担任。本版字数上册215万字,下册190.3万字,总字数为405.3万。累计印数达109.7万册。1996年本书获国家卫生部科学技术进步奖一等奖。

## 淮阴照片

陈灏珠(右二)、丁训杰(右一)二位副主编及邱传禄教授(中)和学术秘书王申生(左二)、潘孝彰(左一)在淮阴合影。

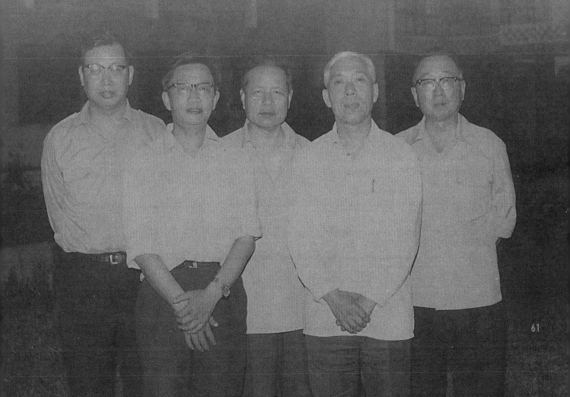

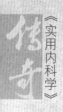

## 六、接上主编的班

《实用内科学》第9版出版后,主编戴自英教授感到年事渐高,体力下降,决定辞去主编的工作,推荐我担任主编。上海医科大学领导接受他的辞呈。经汤钊猷校长批准,上海医科大学于1995年2月聘请我接任主编工作,这样我就成为《实用内科学》的第三代主编。

这时《实用内科学》在前辈打下的坚实基础上,又带领后辈继续努力走上一程,经过40多年的历程,已成为一本字数超过400万,内容几乎涵盖所有内科疾病,畅销全国包括港台地区(繁体字本),累计印数超过100万册,深受各级内科医师和医学生欢迎的内科学参考书和教科书。本书理论联系实际而以实际为主,读后拿过来就可应用于临床,也成为临床各科医师包括全科医师想了解某一内科疾病或是内科医师想了解不属于他所从事专业的一些内科疾病时,最常查阅参考的书籍。能够担任这样一本已经成为经典的权威内科学参考书和教科书的主编,我感到自豪,也觉得责任重大。我和新的编委会同事商讨,大家一致认为我们一定要继承前辈的优良传统,学习他们坚韧不拔的意志,发扬他们百折不挠的精神,在他们为本书打下的基础上,发挥我们的聪明才智,坚持并努力做好编写工作,使本书得到不断的发展,进一步完善,屹立于国际内科学参考书和教科书之林,当之无愧地成为我国经典的权威的内科学著作。

## 七、完成承前启后,期望继往开来

1995年2月我正式受聘主编《实用内科学》第10版,该版于1997年出版,是年我当选中国工程院院士。随后我连续担任第11版(2001年)、第12版(2005年)、第13版(2009年)和第14版(2013年)的主编,前后历时20年。这期间,本书荣获国家科技进步奖二等奖(1998年第10版)、第十一批全国优秀畅销书奖(科技类,1998年第10版)、2001和2003年度全国优秀畅销书奖(科技类,第11版)和2006年度全行业优秀畅销品种奖(科技类,第12版)。表明本书受到大家的关注,在医学界和出版界都有良好的影响。20年来我和编委会也对编写本书不断地做了一些调整和工作的改进。

## （一）规范出版周期

根据国际惯例，教科书、参考书等专著的出版周期一般定为每4年修订一版。本书第1、2版和第3版间的出版周期只有1年，很短。第3版与第4版间的周期为3年，而第4版与第5版间的周期为2(普及本)至4年(正版本)，第5版至第6版的间期，受到"文化大革命"的影响长达12年，第6、7版的间期为8年，第7版至第8版的间期为5年，第8版与第9版的间期为7年，都很不规则地时短时长。从第10版开始，我们将版次之间的周期规范为4年，这样有利于书中内容的及时更新，保持内容的先进性，也和国际惯例接轨。但是4年的出版周期使得我们要在上一版出版一年左右就得开始筹备下一版的编写工作了，时间非常紧迫。此时，必须筹备好编委会班子，选好副主编和分科负责人，协调好11个编写单位和300余名作者的工作，联络校领导和出版社，争取经费支持，发挥好秘书组的作用、组织好总审等，这些工作量极大，常务副主编潘孝彰协助，并做了卓有成效的努力，使本书得以每4年修订出版一版。

## （二）调整编委会的结构

本书一问世就强调发挥集体主义精神，以团队负责的形式来编写。直到出版第6版时仍以编委会或编写组的名义编写。编委会成员的名字不列出，或虽列出而没有主编、副主编和编委等分工。从第7版开始编委会才有主编与副主编的分工。随着本书的内容扩展、字数增多、参编人员增多，编委人数也增多，从第8版开始才有名誉主编、主编、副主编、编委和学术秘书等分工。其中主编、副主编和编委负责编写、审改稿件，名誉主编起顾问的作用，学术秘书协助编委会工作。以后还根据需要安排特约(特邀或资深)编委，聘请年资高不从事行政工作的同事担任顾问；聘请年轻同事任工作秘书，分担学术秘书的一些具体工作。编委会虽然分工增多却仍是一个集体。这在总审时大家聚集在一起工作时

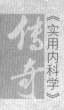

更能体现出来。这样调整编委会的结构,更能体现团结大多数同事一起工作的氛围。

### （三）坚持集体总审的优良传统

编委集中一起总审的优点众多,前面已经详列,其缺点是需要经济的支持、需要找到合适的地点、约请到编委能同时抽出的时间。吸取第9版未能进行集中总审的教训,从第10版开始,我们略微改变总审的形式,选择地点离上海不太远,主要在上海郊区或城乡接合部,时间尽可能缩短到一星期左右,食、住在招待所式或非星级的宾馆,由中山医院、华山医院和人民卫生出版社共同提供经济支持。连续5版分别在上海市郊区天马山的中山医院康复疗养院、江苏吴县东山宾馆、上海市青浦区东方绿舟、上海市城郊接合部锦江之星和华山医院淀山湖疗养院等处,避免干扰地比较顺利地完成总审的工作,在第14版的编写过程中,主编之一王吉耀教授建议实行分审也采取集中的方式,从而减轻总审时的工作量,缩短总审的时间,同时减轻经济负担,受到大家的认同。

### （四）增加新内容,限制总字数

每一版的修订我们都要求编写者与时俱进,纳入新的理论、新的知识,特别是实用的新技能,达到有 1/3 内容的更新,保持本书的先进性。自第8版开始,我们陆续增加一些与现代内科学相关的新的篇、章、节内容,如老年医学、临床药理学概论、危重病人的监护、临床微生物学概论、抗菌药物的临床应用、临床流行病学概论、分子生物学基础与临床、医学遗传学概论、临床免疫学概论、循证医学概论、肿瘤学概论等。增加新内容,字数就会增多,而且正如俗话说的"文章是自己的好",作者或编者最不容易接受别人的删改,如果自己也不愿意删改就造成长文章的出现,于是字数不断增多。再者我们要求本书涵盖所有的内科疾病和综合征,即使在我国属于不见病(例如埃博拉病毒感染)或罕见病(例如短 QT 综合征),本书也有简单提及,至少读者能在本书中查阅得到。这种内容要增多而字数要限制的矛盾还未很好地解决。本书自第7版以来已超过400万字,分上、下册出版。第10版字数为489万,第11版为549万,

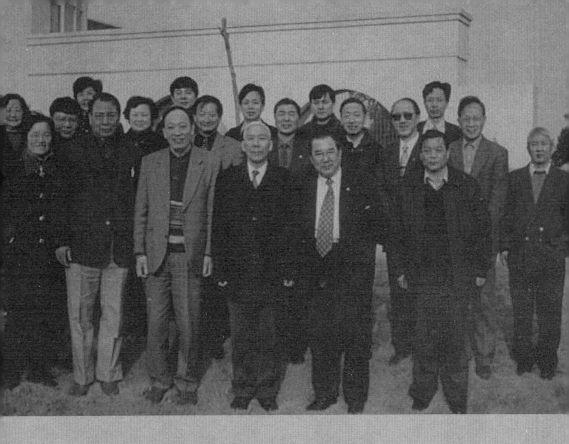

东山第 11 版总审（编委会部分编委合影）

2000 年 2 月 20 日起，《实用内科学》第 11 版的总审在风景秀丽的苏州洞庭湖畔进行，为期 10 天。这是部分编委在东山的合影，图示陈灏珠主编（前排右三）、副主编杨秉辉（前排右二）和翁心华（前排左三）、主编特别助理潘孝彰（前排左二）以及李锡莹（二排左一）、林果为（二排右四）、顾牛范（二排右三）、吕传真（前右一）、杨永年（二排右二）等。沈稚舟教授（三排右三）为了改善专家的审稿条件，费尽了苦心，对企业家们晓之以理，动之以情，终于使他们决定少收费用，让专家们得以在风景如画的苏州东山完成第 11 版的总审。

東方绿舟第12版总审（编委会部分编委合影）

2004年春节后，《实用内科学》第12版编委会立即开赴上海西郊的"东方绿舟"进行总审。图为主编陈灏珠（前排右六），副主编廖履坦（前排右四）、杨秉辉（前排左四）、林果为（前排右三）、翁心华（前排右二）、潘孝彰（前排右一），顾问徐肇玥（前排右五）、刘湘云（前排左三）以及李锡莹（前排左二）、郭履赒（二排左二）、吕传真（二排右二）、杨永年（二排右三）、学术秘书邹和建（三排右一）和其他编委留影。

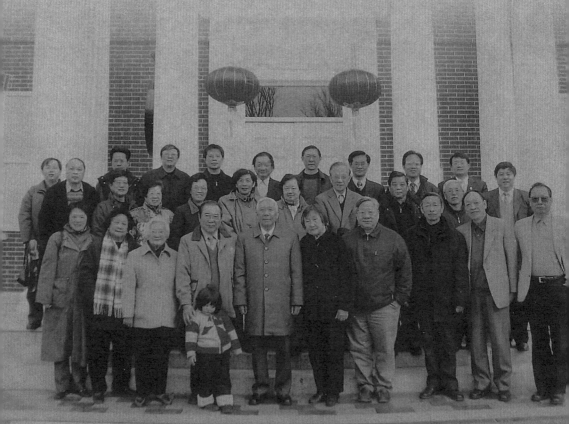

《实用内科学》第十二版总审会议编委合影04年2月于东方绿

第 12 版为 596 万,第 13 版为 680 万,第 14 版的字数虽经我们努力压缩仍然增加了 8 万字,为 688 万,目前字数仍在攀升,对字数的控制仍需努力。有位读者提出:"第 13 版的《实用内科学》上、下两册共重 6.5 千克,拿取不方便。"这与现在所用的纸张质地较过去好,从第 12 版开始按大 16 开本精装印刷等有关系,但主要还是与总字数增多有关。解决的办法仍是文字要精练再精练,才能压缩字数,对此有待今后继续努力。

### (五) 追赶《Cecil 内科学》

《Cecil 内科学》是在美国出版的一本国际著名经典的内科学教科书,被誉为"内科学标准参考书"。它在 1927 年由西塞尔(Russell L. Cecil)主编,W. B. Saunders 出版社出版。书名为《西塞尔内科学》(*Cecil Textbook of Medicine*)。我在前文中提到过,民国时期的英美派医学院校,内科学上课时,用的教科书就是这本书。它开始曾经每 3 年出一版,以后则是每 4 年一版,去年(2016 年)出版了第 25 版,距第 1 版已近 90 年了。现在书名改为 *Goldman's Cecil Medicine* 主编是 Lee Goldman 和 Andrew I. Schafer,副主编有 9 位,作者 500 余人。全书分 28 篇,442 章,涉及范围甚广,包括社会和伦理、内科会诊,甚至眼耳鼻喉病、皮肤病等,所选作者都属于对要写的内容有经验的专家,他们的叙述详尽而精辟,资料丰富,反映了当前现代医学和内科学的新理论、新知识、新技能和新成就,原文修辞优雅,行文流畅,还附有快速显示的视频、图像,不愧为"内科学标准参考书"。而我们的《实用内科学》是我国建国以来出版时间最长,发行量最大,学术影响也最大的内科学参考书和教科书,足以和《Cecil 内科学》媲美,也有同道评价《实用内科学》相当于中国的《Cecil 内科学》。我们感谢同道们的鼓励,同时也认为与《Cecil 内科学》相比还有一些差距,需要努力追赶。2005 年在首都北京隆重举行《实用内科学》第 12 版首发式时,我在发言中提出我们要把《实用内科学》打造成我国自己的 Cecil 内科学。在打造一套真正的中国 Cecil 内科学方面,林果为主编做了卓有成效的工作,林果为教授经常对比两套书,他发现在病毒性肝炎章节中,我们的《实用内科学》里,字数所占比例远超过《Cecil 内科学》,其中仅病原学就占了 5000 字,相当于一种疾病的描述字数,这是由于分子生物学内容写得太多,他提出压缩,使之回归正常。他又对比了糖尿病章节,指出:这种病在《Cecil 内科学》中,我们代谢病章节内容的占比明显太大,有压缩空间。类似例子还有许多,我们新的编委班子将促使本书的编写更加接近《Cecil 内科学》,也更实用。

2014 年 11 月初在筹备编写《实用内科学》第 15 版的主编、常务副主编会议上我提出"让贤",辞去连续担任 5 届的主编工作,承蒙各位主编和常务副主编竭力挽留,但我感到此时年已过九旬,脑力、体力大不如前,是我应该交班,让年龄比我轻、精力比我充沛、能从事写作和组织写作的时间比我多、热爱《实用内科学》的同志接上班,挑起主编重担的时候了。几经磋商,经复旦大学桂永浩副校长兼上海医学院院长批准,接受我的辞呈,我卸去主编职务,随后于 2014 年 11 月 20 日聘我为《实用内科学》第 15 版的名誉主编,由林果为、王吉耀、葛均波 3 位教授担任主编。他们是《实用内科学》的第四代主编,在此我向他们致以热烈的祝贺,期望他们接受前辈交下的接力棒后,会把这本书编写得更好。

本书编写的宗旨是为广大医务工作者提供一本可读性强、参考价值高、信息量大的大型内科学参考书(也可作为教科书用)。与传统教科书相比,其内容更为丰富和全面,即使在我国不见的或罕见的疾病或综合征也能查到其简要的阐述。与专科的医学专著相比,它有侧重于实用的一面,强调实用性是它的特色。"实用性"者,拿来就可以用之谓也。由于《实用内科学》的内容广泛,具有先进性和实用性,出版以来一直深受广大读者的欢迎,迄今印数累计已达 160 余万册,每版印数在 5 万册左右,是我国大型临床医学参考书和教科书中发行量最大,出版次数最多者(其间还出过海外繁体字版),并已成为我国内科医师、全科医师、基层医师案头必备、必读的读物,也是大内科范围内各专科医师取得他们从事的专业以外其他专业知识的重要工具书,也是临床各科医师要了解一些内科疾病情况时最方便的参考书。它为培养、造就我国几代临床医师,为解决人民的病痛,为提高医学水平作出了不可磨灭的贡献。

《实用内科学》是凝结 65 年来上海医学院几代内科专家集体心血的力作,是几代上医人遵循创校先贤颜福庆教授提出的"正其谊不谋其利,明其道不计其功"校训,艰苦奋斗的结晶。编写过程也完全符合现行的校训"严谨、求实、团结、创新"和复旦大学的校训"博学而笃志,切问而近思"。《实用内科学》还被认为是上海医学院的一项拳头产品,复旦大学的一张名片。它是集体的力作,是共同奋斗的结晶,我们应该倍加爱护。我们要随时紧握拳头,把名片打造得更加辉煌,更有光彩。

　　作为第三代主编,我已经努力完成了承前启后的工作。期望并祝愿新一代的主编、副主编、编委、编者、秘书等各位同事,继续努力,发扬集体主义精神,坚持团队负责的形式,自强不息,改革创新,勇攀高峰,编好本书。《实用内科学》一定会不断发展成为有中国特色,质量高超,既具有先进性也有实用性的内科学参考书和教科书的精品,屹立于国际和国内内科学著作精品之林。

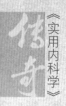

# 忆钟学礼教授谈《实用内科学》
## ——兼论其治学精神

**沈稚舟**

在《〈实用内科学〉传奇》一书文稿设计和组织编写酝酿期间,《实用内科学》常务执行副主编潘孝彰教授从美国多次给我来电,讨论之余,回忆和谈及《实用内科学》60多年光荣及艰辛的历程,感慨万千。一次他用平静的口气,将这段历史用一词概括之:"传奇"。我当时心头一惊,但旋即意识到,这是再形象且确切不过的了。仿佛把我心中存放很久的类似基因一下子被激活和启动起来。

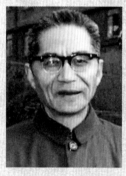

钟学礼教授

另一次,潘教授谈到《实用内科学》第1版最初的二十余名编委和主要撰写者名单,这些从事了开创性工作和创造传奇的大师们大都已过世,但他们的事业和精神却永不磨灭,他们活在经典的教科书中,活在一代代继承者和读者们的心中。至今念到甚至想到他们时,心里不由得涌上阵阵敬意。他们是真正的学者,从外在和气质都简约真实到不用做过多的修饰和包装。潘教授多次提到钟学礼教授,钟教授作为我国著名的内科学家、内分泌学专家和我国糖尿病学先驱及奠基人之一,以及《实用内科学》长期积极的编委和撰写者,他的生命三维运行及精彩的学术生涯有相当长的时间是与此书不可分离的。

我作为"文化大革命"后钟教授的第一批研究生,毕业后长期在华山医院内分泌科工作,并担任《实用内科学》第10至15版的学术秘书、编委、主编助理和资深编委,直至退休。在钟教授生前有幸当面聆听过他多次谈及《实用内科学》,那份热情、关爱和投入溢于言表。他的浓眉下闪烁着睿智、坚定和自信的光芒,他的严肃人生、精尚治学和勤勉笔耕应当成为我们的宝贵遗产和终生榜样。

我至今还清楚地记得他和我的三次重要谈话。

一次午后,在内科教研室的办公室,我已记不清为具体何事去请示他。那天窗外阳光很明媚,他刚过中午小憩,显得生气勃勃。随后谈到了《实用内科学》。我告诉他一直深藏我心中的一个秘密,我在大学刚入学时,在学校的新华书店中就购买了一本简装本《实用内科学》,并时有阅读。他听后说:"看来,本书辐射力很强,在学大学生就对其很关注。"我略带怯意地说,翻得最多的还是内分泌领域的一些章节,感到很神秘和高深。他笑着说:"是呀,内分泌是有些神秘,许多领域还是未知数,值得我们为之努力。"我还告诉他,其实以后我报考内分泌研究生,此书怕是"始作俑者"。他不由得大笑起来,谈话的气氛变得热烈。

上医有个传说,说钟学礼教授为《实用内科学》撰写的文章,你要减他一个字或加一字都很困难。为求证,戴教授细细翻阅钟教授的文稿,反复研读,最后说,写得确实不错。后来我对钟教授谈起此事,发觉他脸上似乎露出了些许成功后的调皮,这也许正是他的可爱和有些任性之处。当时我还学习了一些教材和大型教科书编写上的技巧。他说,主要不是技巧,要在充分占有材料的基础上,应用你长期的医学实践去筛选、判断和综合,当然文字驾驭能力也是一个条件,能有逻辑地、轻松地、明白地表达出来。我不失机会地问,听说您在思索后,能在稿子上直接成文,意丰言简,文字流畅生动,是否这样呢? 他笑着说,好文章是从心经笔端自然涌流出来的,文章不是机械的剪接和拼合,是有生命和灵气的。我仿佛看到,钟教授端坐于明窗净几前,将稿纸展开,汇天下文献于胸,风云际会,秉笔直书,将锦绣文字流淌出来的生动场景。如果你目睹过钟教授的手稿,那隽美娟秀的楷书,简洁流畅的行文,就会由衷感到,这不就是一种高境界的学者生活!

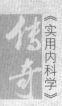

　　另一次是在大学的图书馆里。好像是为研究生现场讲查阅文献之事。我们几个学生跟着钟教授，他熟悉这里的一切，快活而如入无人之境，灵活地穿梭在巨大而浩瀚的书架之间。那些书和杂志放置在何处他极为熟悉，仿佛它们被赋予生命，争着伸出头来要与这位博学的医生攀谈和话旧。当时我有一种感觉，我们是努力地跟着钟教授航行于知识的海洋里。突然他在一书架前停了下来，他指着架上书说，这里是不同年代出版的各版次的《实用内科学》。他虔诚而小心地从书架上拿下第一版，以手轻轻拂去其上的浮灰，爱惜之情洋溢在他的脸上。他熟练地翻到"糖尿病"一章，哦吟良久，仿佛在与它们交谈，沉入了历史。他热爱着他从事的事业，钟爱糖尿病专业，并为之以生命与之相连接。应该讲钟教授并不是一位善谈之士，但一提到糖尿病，他高谈阔论，也能写出鸿篇巨制，对糖尿病领域的任何实质性进步都如数家珍、如珠落盘，不熟悉他的人很难想象他平时是内向寡言的。要不是在他瘦弱的躯体中蕴藏着无穷的热情，是不可能将知识提升到如此高度，形成"落差"，壮观地将智慧的瀑布奔泻下来的。

　　有时我想，中国的知识分子可能是一群在特殊氛围中成长起来的人群，诚如钟教授一样：他们外表可能纤弱，却能在困难的环境中仍执着追

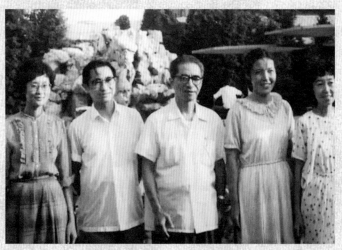

钟学礼教授（中）与糖尿病研究室同仁

求,艰难地坚持着震撼山河的人格;他们勤勉,像蜂蚁一样默默地工作,作出浩瀚江海般的贡献;他们廉简,安于清贫、自洁的生活,他们无奢求,只求有一方蓝天,为国家、为人民献上自己的才华和智慧。钟教授在临终前用软弱无力的手平静地签署了将为数不甚巨却是其数十年劳动所得、节约下来的积蓄捐赠给科室用于糖尿病研究的颇具震撼力的遗嘱,正是给有关钟教授平素过于节俭的传闻作了最终"定格"性的准确注释!

最后一次与钟教授谈及《实用内科学》是在他的病床边。那时是他接受手术后,钟教授躺在白色的被单下,显得格外单薄和羸弱,我只能谈些有关其他事和物的话题,希望能转移一些注意力。他几乎无语,只是静静地听着。我感到这是一种人生的感悟和自我对话,人的一生是极其短暂的,要做的事和能做的事是十分有限的,当然感到满意者更少。

在无语相对中,我小心翼翼提起正在启动《实用内科学》的新版工作。他眼中放出了光芒,静静地听。我说我可能被邀请去担任学术秘书,他鼓励又宽慰地对我说,那是一件值得用心去做的事,你爱读书,又有些语言文字功底,是会做好的。很奇怪的是,他突然间转了话题,问唐诗宋词中的某些有关荷花的佳句。我喜爱荷花,那是一种高洁的化身并让人产生无穷的想象。我意识到,若将钟老师的品质比喻为荷花,是妥帖的。当时我随意说了几句,想不到他说,有机会真想读一读。我轻轻说,过两天我带几本来,您有空读读,还是很有味道的。他笑了。

他是注定一生要与糖尿病研究结缘的,而他编写的糖尿病有关章节将永久地留在《实用内科学》中,留在经典里。虽然以后《实用内科学》版本中的糖尿病内容不断更新,但我还是会在空余时,读一读钟教授写的那一版那一篇,这不仅仅是一种别样的会面、交谈和纪念,而且我始终认为,钟教授所写的在结构、逻辑和文采上是最好的一版。

一个人如果痴心热爱某一事业,为之奋斗终生并有所建树,而这一事业又有益于人民和大众,从这个意义上讲,他是不朽的。

现在我也将淡出《实用内科学》,这就是历史。让我感到欣慰的是钟教授的事业得到一定的传承,他的治学精神得到应有的肯定。我想在转

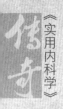

身之时，将我所知的钟学礼教授有关《实用内科学》的轶事以及他的治学精神，告诉大家，也许对后来者多少有所裨益和启示吧。

（本文作者为复旦大学附属华山医院内分泌科教授，《实用内科学》第 10 版学术秘书，第 11 至 15 版编委，第 13 版兼主编助理）

# 《实用内科学》历经磨难后再生

朱无难

　　抗日战争时期,1944 年我在内迁至贵阳的湘雅医学院读四年级,由于战时交通和邮路阻塞,书籍很少,新版外文书更少,同学中传来传去,读的都是那本旧版的 *Cecil Internal Medicine*。我们同学中还传阅一本内科学讲义,是一本打字油印的内科学英文讲义,内容简洁扼要,非常适用于备课迎考。书名叫 *Lecture Notes of Internal Medicine*,编者是 C. C. Ling。不知道其中文姓名,印发单位也不清楚,直到我做实习医员时,才打听到编者是上海医学院(简称上医)的内科林兆耆教授。这本讲义当时在内迁至川、黔、滇三省的医学生中传读甚广。此后这本讲稿被林教授改进和扩编成为上医的内科学讲义。新中国成立后,林教授又以大内科主任的身份组织发动内科各专业,包括精神神经科的精英编写了一部大型综合性内科学参考书《实用内科学》。第 1 版于 1952 年出版,1966 年"文化大革命"前共出过五版。林教授以主编此书而更为知名。

　　1955 年底上医院系调整,原华山"内科学院"和中山"外科学院"各自成立综合性医院,中山医院成立的大内科,由林兆耆教授担任主任。我也被调入中山医院消化病组工作。1957 年末,林教授筹备《实用内科学》第 5 版的编写,吩咐我写"胆石症和胆囊炎"与"急、慢性胰腺炎"两大章。1958 年 3 月,上医组织大批医护人员到上海西郊和青浦县农村开展防治血吸虫病工作,我被委派脱产下乡半年,下放到上海西郊七宝镇的华春乡和宝南乡,指导 12 个治疗点的工作。那时正是"大跃进"时代,乡已改成"农业生产合作社"建制。医疗点分散在各生产大队,我被安置在七宝镇血防站中心。唯一的交通工具是我的一辆旧飞利浦牌

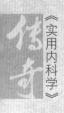

自行车。我每天需去 12 个点巡视一遍,骑车在乡间小路上跑 10~20 公里。那时执行短程(3~7 天)酒石酸锑剂注射治疗,常见的副反应有恶心、呕吐、厌食等消化道症状。严重的有心律紊乱之阿－斯综合征。凡遇严重反应,治疗点必须通知我协同抢救。20 世纪还只有固定座机电话,有些农村电话机还用手摇式。治疗点有急事通知我,如果我在血防站,打电话很方便,而如果我在巡诊的路上就很麻烦,往往是生产队干部骑车追我。

在农村参加血防工作的半年里,我每天体力消耗很大,心情紧张,生怕出医疗事故。另外一个心理负担是如何如期完成《实用内科学》的编写任务。按规定星期天我可以回市区家里休息。每星期六下午 4 时后我骑车从七宝镇回到家,星期一早晨 7 时出发去七宝镇上班,周日早上到上医图书馆,借好写书需要的一大摞参考书,将其捆扎在自行车行李架上,以备周一早晨带到七宝镇有空时阅读和摘要。这是每周回家必须完成的一件大事。虽则辛苦,那时精力旺盛,也不感到困难。在乡下搞血防工作半年结束不久,我写的两章《实用内科学》也提前完成了,林教授阅后相当满意,说我文笔好,思维周密。从第 5 版起,这部书消化系统方面的内容,我写的章节逐渐增加。

"文化大革命"早期,我和林兆耆教授均受到了冲击,遭到了不公正的待遇。后来,因为那些所谓的"罪名"本来就是无中生有的,便逐步恢复了我们的正常医疗工作。

1970 年春天,听说上海医学院军宣队领导找过林兆耆教授,说国家卫生部有指示,上海医学院编写的《实用内科学》需再版发行,军宣队代表仍指定林教授编好此书,要对这本 180 万字的书的质量负责,自不待言,林教授深感这个任务是个沉重负担。大概在五六月份的某天,林教授对我说:"北京吴执中教授已到上海,住在上海大厦,今天打来电话给我,问我现况如何,也问朱无难呢。"林教授说,"我很好,朱无难也没事了。"吴教授说好,那他要到医院来看我们,林教授考虑后决定,我们去旅店看他。林邀我和他一道去看吴教授,我们上了 49 路公共汽车,在车上他才对我说,上医军宣队领导已指定他组织编写《实用内科学》第6版,要对这本180万字的书负全责。在"文化大革命"期间,要完成这项任务,谈何容易,他一个人肯定不行,一定要我帮他干。我告诉他,我还处在半天劳动半天门诊的状态,如何能编书呢? 他一定要我答应,他会向领导要求,允许我全脱产干这份工作。后来他又邀了陈其芬医生(当时的内科支部书记),组成一个三人编写领导小组开始工作。那时的情况是,年轻医生大多是参加政治运动的主力,年长的医生却不受重用,因此在编者的选择上,绝不能不用年轻医生。我记得,"文化大革命"前1965年和之前毕业的住院医师都分配了写书任务。虽然事前也提了写稿要求,收上来的消化系统稿子却是乱七八糟的。用正规稿纸书写端正的是极少数,大多是用白纸、练习簿纸写的,少数甚至用便条纸、印刷过的纸张的背面书写的,字迹潦草。看到这样一堆大小不齐的草稿,质量如此之差,我真是哭笑不得。但林教授仍能硬着头皮看下去而且用端正的字体加以修改,他分了一半给我修改,如果认为大体上还过得去的稿子,再请陈其芬看一遍,鉴定有无政治上的问题,最后林教授签字,作为初选通过。1970年下半年林教授因身体状况差,并罹患严重的神经衰弱,无法参加医院的任何工作。

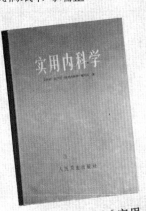

1973年出版的《实用内科学》第6版

　　人民卫生出版社于1971年多次向上医催要《实用内科学》第6版的稿件。1972年,教务处长金问涛医生受命组织了以他为组长的《实用内科学》编审组,按脱产、集中、定时完成的要求参加此书的编写工作,组员有戴自英(代替林兆耆抓总任务,兼顾传染、寄生虫病等章节)、钟学礼(代谢、内分泌病、肾病等章节)、朱无难(消化、理化因素疾病等章节)、诸骏仁(心血管疾病等章节)、丁训杰和袁弥满(血液病等章节)、金问涛(传染病、寄生虫病等章节),于当年8月下旬到了北京,住进人民卫生出版社5楼。出版社十分重视,因为这本书是该社篇幅最大、声誉最高、发

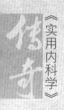

行最广、销量最大的一部医学参考书。出版社坐落在宣武区的一条小街上，是栋6层房屋，该社共有三十多个职工。多数不住在社里，我们几个上海去的"作家"工作、吃、住都在这个出版社里，宿舍简陋，饮食粗劣，每顿的主食总有窝窝头，我们南方人不大爱吃。上午8时起上班，上午10:00-10:20，安排20分钟自由活动，打打乒乓球。有一次中国医学科学院院长黄家驷教授和中国医学科学院阜外医院陶寿淇教授专程来看我们这些老同事，也开心地打了一会儿乒乓球。下午5时下班。晚上加班多在2小时以上，工作和生活十分艰苦。可是大家是经过"文化大革命"这场动乱的劫后余生者，能到北京参加编书，已属恩赐的机会，再苦再累也心甘情愿。

湘雅医学院的老同学李心天和余国膺教授夫妇俩听说我在人民卫生出版社编书，喜出望外，马上邀我去他们家并设宴招待我。国膺在医科院情报所(北京协和医院图书馆)工作。我和她约好，如有消化系统疾病的新书先借给我写书时参考。有天她来电话说刚到了一本《肝病血清酶学》，我喜出望外，正用得着，准备去借。几个小时后，国膺又来电话说，张孝骞老院长刚才看到这本书，他要借去。国膺给张老说我已经预定了，张老要余国膺告诉我，他先看几天后再给我。北京儿童医院诸福棠教授、吴瑞平教授和胡亚美医师都招待过我，给我们每人送了一本他们编写的《实用儿科学》。

星期天是公休日，社里不供饭，为了照顾我们这批上海来的客人，社长要请厨房师傅调动休息时间来上班，每天开两顿饭。我们觉得这不仅增加了社里的麻烦，自己也十分不方便，便谢绝了他们的好意，执意星期天吃饭自理，无非是在灯市口、菜市口、天桥一带的饭馆吃点菜，或是在晋阳饭庄吃水饺。那里可以喝到零卖的山西竹叶青酒，我很喜欢。在北京住了12个星期，城南的小饭庄差不多都光顾过。我们每周去虎坊桥浴室冲淋浴，因为不泡澡堂，倒也方便。那段时间我去拜访过张孝骞院长，也去拜访过老同学杨天豪、朱镛莲、李心天和余国膺。戴自英教授天性活泼，意气风发，交往广泛，联络和鼓动大家到劳动人民文化宫参加国庆游园活动、爬八达岭长城，也去爬过香山看红叶，并游览年久失修、游人稀少的离市区较远的西山八大处。

到11月底，各疾病系统的稿子都已修改好或重写过，消化系统各章的初稿很差，那时编写者都不署名，原稿作者没有得失和文责，也就不提意见。因此除一两篇好的之外，我不用原稿，就自己重新再写一遍，并且新添了许多重要实用的章节。当时我才52岁，精力旺盛，有能力完成艰辛的劳动，效果也是不错的。这就是1972年《实用内科学》第6版编写的历程。我们于12月初回到上海。"文化大革命"使我精神和肉体受尽摧残，而在这三个月参加《实用内科学》的编写工作，又使我作为一个自由的人活着，这令我特别兴奋和难忘。

朱无难，复旦大学附属中山医院终身荣誉教授，历任中华医学会消化病学分会第一至第三届常委和委员，中山医院内科教研室主任，消化科主任。自第5版起至今一直参与《实用内科学》的编写工作。

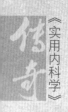

# 《实用内科学》与我的成长

王吉耀

　　我于1961年进入上海医学院(简称上医)医学系学习,当时强调的"三基三严"给我的学习打下了坚实的基础。大学生活可以说一帆风顺,当了5年班长,学习成绩全"优"。"文化大革命"终止了我在上医继续深造的愿望,我被分配到祖国大西南的山区四川省天全县人民医院当一名住院医生。在县医院工作的十年,面对各种各样的患者,由于地处山区,转院困难,需要独立处理急、重、疑难病人。刚毕业的我,在当地是学历最高的,没有老师带教,除了向个别同事请教和回忆在实习时见到的案例外,书本就是我最好的老师。我从上海买回了《实用内科学》第6版,如获珍宝。它是我的案头书,碰到问题我就从书中寻找答案,如有疑难杂症,也能在其中找到精确的诊断和治疗方法,获益匪浅。《实用内科学》名副其实,对基层医生来说十分实用。因为我毕业于上医,对这本上医专家编著的书特别有感情。我是"华山班"的,书中的编者有许多是给我们上过课或实习时跟过他们查房和带教的老师,如朱宝荣、丁训杰、钟学礼、戴瑞鸿等老师,他们医德高尚,医术高明,分析病例思路缜密。在读《实用内科学》时,他们音容笑貌不时出现在我的脑海,犹如又回到了上医,他们是我学习的榜样。在山区医院工作的十年,我结合病例,熟读了《实用内科学》的有关章节,不仅看好了病人,也得益于此而考上"文化大革命"后招收的第一批研究生。当时我做梦也想不到这辈子还有回到上医深造的机会。

　　林兆耆教授是我国著名的内科学家,也是《实用内科学》的主编,他治学严谨,医学基本功厚实,学识渊博,对此我早有所闻,他是我的偶像。

但因为我的临床课程均在华山医院,无缘和林老接触。考上研究生后,因我舅舅董承琅(我国第一代心血管专家)的关系,曾去探望在病中休养的林老。1979年,我研究生学习的第二年,在临床学习半年,正在这时,林老的病情有些好转,他到病房进行每周一次的教学查房,由我负责去林老家接他到医院。林老查房时思路清晰,对病人极其负责,一视同仁,和蔼可亲;病史询问详尽,体格检查全面,他用敏锐的洞察力去解决疑难杂症。他诊断和治疗的逻辑思维方法一直留在我的记忆中,对于我从医

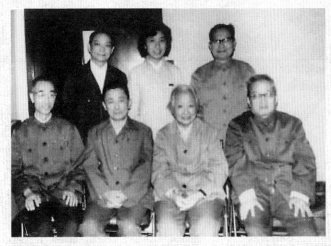

林兆耆教授(前排右一)、朱无难教授(后排右一)、本文作者(后排中)摄于1981年9月本文作者研究生答辩时

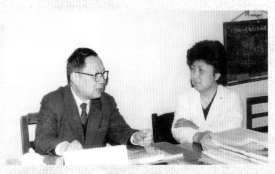

本文作者(右)向导师朱无难教授(左)求教(拍摄于1992年)

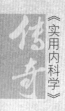

的一生有极大的影响。我是幸运的,在林老临床工作的最后半年,我与他有近距离的接触,并由此体会到医学的真谛。

师从朱无难教授也是我人生的一大幸事,是他带我走进内科消化的领域。朱无难教授行事低调、思路清晰,有很好的中英文文字功底。他有丰富的临床经验,是林兆耆教授的得力助手。朱教授对"文化大革命"中出版的《实用内科学》第 6 版和"文化大革命"后出版的第 7 版(当时林老因病,大多处于休息状态)作出了很大的贡献。我是他"文化大革命"后招收的第一个研究生,对我的培养倾注了许多心血,手把手地教我进行临床操作,让我学习和参加《实用内科学》"功能性胃肠病"的编写。他还亲自带我到图书馆查阅文献,对我写的文稿逐字逐句包括标点符号进行修改。他告诉我在写《实用内科学》时林兆耆教授曾对一篇稿子进行了 7 次修改,有时已躺在床上,但想到点子时也会马上起床修改。他们对工作严谨、一丝不苟的精神传承给我,对我的一生有很大的影响。

陈灏珠院士是我的另一位贵人,是他带我走进了编写教材的领域。2000 年他推荐我为全国高等医学院校七年制《内科学》教材的主编。以前只有五年制《内科学》,这是第一本长学制《内科学》,而我在此之前还没有担任过教科书的主编。在陈院士的悉心指导下,组建了编委会。工作中碰到困难总能得到他热心的帮助和耐心的指导。我也暗下决心不能辜负老一辈大师的期望,根据循证医学的理念,我要求编者广泛浏览国内外专著,汲取各家所长。根据长学制要求编写教学大纲,及时将国内外新信息结合经验编入教材,做到能体现三基(基础理论、知识、技能)五性(思想性、科学性、先进性、启发性、适用性)。我牢记老一辈大师的教诲,认真踏实地工作,并谦虚待人,团结全国不同专业的专家一起做好这项工作。功夫不负有心人,这本教材出版后获得教师和学生的好评,获全国优秀教材一等奖。在后来的十年中,我主编了一系列全国统编教材,均获得好评。在这过程中我积累了一些经验,我想是我的认真和编书的经验得到了编委会的信任,让我有幸担当《实用内科学》主编的责任。

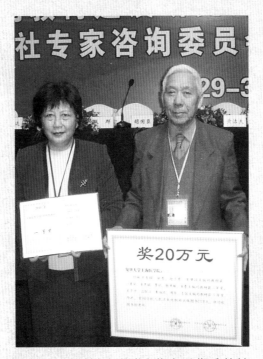

2005年七年制《内科学》获全国优秀教材一
等奖,该书主审陈灏珠院士(右)与主编王吉耀
教授(左)领奖

　　60多年来《实用内科学》虽经历了环境恶劣的"文化大革命"和竞
争激烈的市场经济年代,但仍能继续辉煌,除贵在坚持外,更是与林兆耆
教授、戴自英教授、陈灏珠院士等睿智杰出的学科带头人分不开的。他
们不仅智商高,更重要的是情商高,能够与读者换位思考,从读者需求出
发,准确定位本书。他们有宽阔的胸怀、百折不挠的精神和善于协调人
际关系的能力,带动团结上医众多专家将编写《实用内科学》当成事业来
做。我认为"严谨、求实、团结、奉献"是《实用内科学》的精髓,在传承中,
我是其中一名接棒者,我愿意将此精髓传承下去。

# 静思篇

——深探精神之源　规划宏图美景

# 浅议《实用内科学》中的上医精神

**潘孝彰**

《实用内科学》已走过 65 年的历程,65 年来,该书已再版 15 次,字数由首版的 50 余万字增至今日的 680 万字,销售量近 170 万册。这在中国临床医学参考书的出版史中是没有先例的。相信在复旦大学上海医学院(以下简称上医)院史中,也是浓墨重彩的一笔。

1952 年,林兆耆教授创立了首版,迄今主编已换了四届,上医几代人为这一巨著付出了难以言表的艰辛。在中国,为何在诸多临床医学参考书中,《实用内科学》有此辉煌成就,究其原因,依笔者浅见,需用"上医精神"来解释。

## 浅释上医精神

要阐明上医精神,可不是件易事,笔者试着了解哈佛精神到底是怎么回事,哈佛图书馆墙上的 20 条训言是我们了解哈佛的窗口,可供领悟哈佛精神,出入于此的哈佛学子都能以此为戒,力求上进。训言简练而又不失幽默。例如:

"此刻打盹,你将做梦;此刻学习,你将圆梦",

"我荒废的今日,正是昨天殒身之人祈求的明日",

"现在流的口水,将成为明天的眼泪",

"今天不走,明天要跑"……

这些训言都在提醒学子要抓紧当下的时间,不能虚度光阴。也告诉学子要有张有弛,劳逸结合,比如,有的训言说要像"狗一样地学,绅士一样地玩"。有的训言还能让人产生向上的动力,"只有比别人更早、更勤奋地努力,才能尝到成功的滋味"。

哈佛精神更多强调的是个人奋斗,当然,许多个人的成功自然也就带动学校乃至国家的兴旺。

我想上医精神的内涵中,校训应是重要组成部分。上海医学院成立于1927年,七年后的1934年,创始人颜福庆和时任教务长的朱恒璧把校训定为"正谊、明道",此乃源自董仲舒的名言"正其谊不谋其利,明

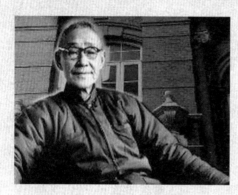

其道不计其功",古时的"谊"和"义"同意。冯友兰认为"若所求的不是个人私利,而是社会的公利,则其行为不是求利,而是行义"。在校训的影响下,上医人不为外来之利所诱,安心在学院之内潜心教书育人、救死扶伤、埋头研究、著书立说,力谋公利,造福人民。

颜福庆教授于20世纪50年代

长期以来这所学校以严谨、求实的精神闻名于世,所以严谨、求实又成为新校训和上医精神的一部分。

以颜福庆教授为首的一批上海医学院开创者,也是上医精神的开拓者。崇高的精神必然会造就顶级的学术氛围,诸多学者的学术造诣在该氛围中自然得到升华,其学术地位也随之达到顶峰,上医于20世纪50年代初乃顺理成章地步入鼎盛时期。此时的学院云集了16位一级教授,在全国高校中,这个数字仅次于北京大学,超过清华而雄居第二。这些数字并不能说明学校实力之全部,却是衡量综合实力的重要指数。1956年上海第一医学院一级教授共有16位:颜福庆、黄家驷、胡懋廉、钱悳、张昌绍、荣独山、徐丰彦、谷镜汧、林兆耆、杨国亮、吴绍青、陈翠贞、王淑贞、郭秉宽、苏德隆、杨铭鼎。上海医学院曾在全盛时代创造过国产人工心肺机等多项中国第一,从上医走出的50余位院士中,不少"第一"是由他们创造的。

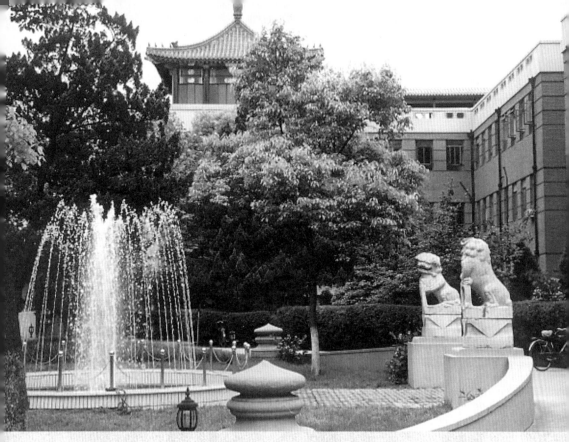

上海第一医学院本部

　　《实用内科学》无疑是上医鼎盛时期留下的另一宝贵财富,后人把她传承了 60 多年,中国几代医生中的大多数曾读过这部巨著而逐年成长,为我国医疗事业作出了巨大的贡献,培养了大量的人才,其中很多人成为我国卓越的医学大家。殊不知,创始人和传承者正是在上医精神的激励下,克服了不同时期呈现的变化万千之困难,才能使此书有今天的成就。

### 在暴风骤雨中奉献

　　20 世纪 50 年代是多事之秋,《实用内科学》就诞生在这个年代,第 1 版的作者仅 23 人,其中含 4 位一级教授,其他 19 位都是国内的知名专家。从 50 年代起,尽管暴风骤雨不断,他们的奉献精神却不减。让我们先回顾几个时间节点,然后简述之。

　　1957 年 12 月,该书第 4 版问世,1959 年出版第 5 版,14 年后的

静思篇——深探精神之源　规划宏图美景

1973 年第 6 版出版。众所周知,1957 年对知识分子意味着什么,当年戴自英教授正忙于参加炼钢工人丘财康的抢救,"这是一次全市的大会战,我们长时间地集中在瑞金医院抢救他,根本没空来过问窗外事,要不然,我绝对过不了这一关。"戴老事后如是说。而其他专家则小心翼翼,最终全部在"运动"中"安全着陆",并完成本书的大规模修订。1959 年,尽管林兆耆教授遭到了短暂的不公待遇,但这年却出了《实用内科学》第 5 版,字数首次突过百万,达 126 万字。20 世纪 70 年代初,正值"文化大革命"高潮,学术书籍已绝迹多年,但上级有令要求修订《实用内科学》,在这特殊年份,这可谓一种"特殊的礼遇"。写书的教授们都已远离临床工作多年,早已和医学文献无缘,大家只能"恶补",把世界医学进展写入书中,其难度之大不言而喻,但他们却奇迹般地做到了,《实用内科学》第 6 版终于在 1973 年出版,该版总字数达 202 万。

1976 年第四季度,狂飙十年之久的暴风骤雨终于渐止,在亿万民众欢唱饮酒歌,载歌载舞之时,医学界正筹划着巨著的编纂。上海医学院也把《实用内科学》第 7 版的修订提到议事日程,全书由林兆耆和戴自英二位教授共同领衔主编。此版的作者已增至 200 余人,组织稿件就需要花费大量力气,那么多作者写出的文稿,大多只能算"半成品",要将其变成合格的"成品",必须对稿件进行总审,这需要远离喧嚣的大城市,找个僻静之处,潜心改稿、定稿,整个过程需有巨大财力的支撑。主编们深知中国经济已处于崩溃边缘,国力有限,学校的财务亦"捉襟见肘",戴自英及陈灏珠二位教授带领团队,自力更生,自找财源,苦中作乐,如同"苦行僧"一般,艰辛而又快乐地完成了两次总审。1981 年第 7 版问世,首次以上下两册的形式和读者见面,字数猛增了 200 余万,完成了《实用内科学》历史上的一次重大飞跃。第 8 版进一步完善这次飞跃,于 1986 年问世。

我们的前辈们从 20 世纪 50 年代中期到 1966 年,坎坷地走过这十年,又经历了"文化大革命",每位专家都将个人的遭遇置之度外,杰出地完成第 4、5、6 版的大规模修订。

雨停风止后,他们又热情高涨,勇战困难,度过第三个十年,未向领导要过一分钱,自力更生,自强不息,完成两次更大规模的再版。他们可以毫无愧色地告慰先贤,他们忠实地遵守校训,做到"正谊""明道",为谋公利,以著书的方式来惠及数百万计的医生,医生又为千万病人驱走病魔。为了传承上医的传世巨著,在这些可敬的老师们的肩上,承载着过于沉重的负担,我们后人会永远敬重他们。

## 在医疗现实困境中继续前行

《实用内科学》第14版的作者已达331位,来自11所医院、学院及研究所,全是副高级职称以上的专家,他们生活和工作都离不开大社会,现实生活对作者们的影响无处不在。那么我们必须正视的现实是什么呢?

中国三十多年的经济改革获得了巨大成功,但是医疗体制改革却步履艰难。依笔者之见,现行医疗改革没有能有效提高医务工作者的收入。医疗行业是一个知识密集型的行业;医疗工作是一个专业性强、技术性要求高的工作;医务人员的工作压力大、精神压力大,同时存在相当高职业风险,甚至是人身安全风险。目前医生的收入并不能真实反映其巨大的付出。在以经济为导向的价值评判下,出现了一些不规范诊疗的现象,影响了医务人员的形象,增加了医患之间的矛盾。同时,为了增加经济收入,很多医生选择牺牲休息时间,在周末到千里之外,帮助下一级医院开展手术,或主持学术活动。殊不知,周末本是为了让医生好好休息,以饱满的精神去迎接下周的新挑战,并学习日新月异的医学新技术。而哈佛大学的校训中就有一条,劝人在业余时间要"像绅士一样玩"。但医生们却带着积累了一周的疲累,再上征途,饱受繁忙之苦,这是一种无奈。可是,太忙意味着什么? 中国古人造字就告诉我们,"忙"就是"心亡"。其后果也会影响到《实用内科学》的撰写,因为每人都会用"利益天平"去权衡利弊得失。如果没有某种"精神"的支撑,其后果将是该书的修订工作渐渐颓废凋零,这正是老一辈编者们所担心的。

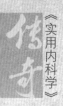

　　令人感到欣慰和惊叹的是,1993年《实用内科学》第9版出版后,居然可每隔4年进行一次大规模修订,分别于1997、2001、2005、2009和2013年进行了再版,开创了《实用内科学》的崭新篇章,定期用世界的新进展来充实本书。《Cecil内科学》也是每4年一版,早我们一年,他们的新内容常供我们借鉴。二十多年如一日,我们所克服的困难无数,这些困难就来自上述的"现实",而那些我们看不见又摸不着的精神力量却阻止了理应发生的颓势。

　　笔者坚信,尽管存在着种种困扰,《实用内科学》还是会和"正谊""明道"一同永存!二十多年来,《实用内科学》能在新的困难中能开启新篇章,这就是笔者坚信的缘由;再者,这种成功又源于还有一批人,一批忠实于上医精神的人在支撑、在守护,不断地完善我们母校的传世巨著。

# 探寻《西塞尔内科学》的巅峰
# 弘扬《实用内科学》之所长

潘孝彰

60多年来,《实用内科学》深为中国广大医务工作者所喜爱,人们早已把该书誉为"中国的西塞尔内科学",陈灏珠院士在人民大会堂的一次会议上,郑重承诺把该书打造成真正的"中国西塞尔内科学"。

"西塞尔"已成为一个符号,象征权威和先进,读者用此美称来赞许《实用内科学》,但"满招损,谦受益""海纳百川,有容乃大"等是我等行事之准则,故可行之道是及时对两套书做细致的对比,随后进行科学规划和顶层设计,力求打造一部含金量高的中国西塞尔内科学。此举绝不意味着我们将把《实用内科学》全盘"西"化(西塞尔化),我们除学习"西塞尔"巅峰之作外,也不忘弘扬"实用"之所长。一则竭尽全力汲取《西塞尔内科学》的诸多优点,因该书的400余位作者中,不乏许多"大家",此书乃集百家之大成;二则我们会坚持自身传统,因后者乃源于国人的阅读习惯、各种疾病所具有的中国特点和中国现状。

## 两巨著相近之处

### 一、分别有90年和63年的悠久历史

*Cecil Textbook of Medicine*(《西塞尔内科学》,以下简称《Cecil 内科学》)首版始于1927年,前10版主编为Cecil,该书至今已走过90年的历程,1954年前该书的出版不甚规律,每3~5年再版一次,1955年起,除1988—1996年出过的两版分别间隔3年和5年之外,其余的52年中,全部为每4年出一次新版,极其有规律。

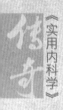

　　我们在 2015 年已见到《Cecil 内科学》的第 25 版(2016 年版)，该版的主编有两位，全来自纽约，一是 Lee Goldman，他是哥伦比亚大学健康科学与医学系主任、健康与生物医学科学会执行副主席、内科和流行病学教授；另一位是 Andrew I. Schafer，他是康奈尔大学医学中心长老会医院内科主任。副主编共 9 位，除一位来自加拿大多伦多之外，其他均来自美国各地。作者共 400 多位。

　　我们的《实用内科学》有 65 年的历史，首版于 1952 年问世，由林兆耆教授主编。1996年以前，此书的修订出版不规律，第 5 版与第 6 版的间隔时间长达 14 年，1993 年以后，很有规律地每 4 年再版一次，和《Cecil 内科学》一样，能及时更新内容，更好地为病人服务。第 15 版的主编共 3 位，即林果为、王吉耀和葛均波教授，分别具有血液病、消化病和心血管病的专业背景，其中前两位还曾兼任临床流行病学职务。

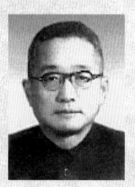

林兆耆教授

## 二、基础医学的总体设置相似

　　在基础知识的安排上，《实用内科学》和《Cecil 内科学》有相似之处，两者都涵盖有临床药理学、遗传学、分子生物学(后者将后两篇合成一篇)、肿瘤学(后者将其置于造血系统疾病篇之后)、免疫学基础(后者加上炎症发生原理)，以及老年化和老年医学等，但《实用内科学》多设置了一篇医学微生物学基础。

　　以上各篇共占《Cecil 内科学》总篇幅的 9.5%，而《实用内科学》则占 8.0%，还算相近。

## 三、临床篇的安排相近

　　内科学属二级学科，其下的三级学科众多，两套书的涵盖面相似，不再赘述。

# "西塞尔"巅峰之举何处寻

## 一、对医学人文的阐述

医学人文的重要性无论你怎么强调都不为过,有专家言:"一个人的精神世界,不能没有科学,也不能没有艺术,更不能没有人文。"医学人文是更高层次的人文,是提高医生修养之启蒙课和必修课,所以我们要对其进行单独的对比。

众所周知,科学技术发展的终极目的是"求真",弄清事物的本质;而人文的目标则是"务善",要解决"应该如何做"的问题。

医学是科学技术的一部分,医学本来即以人作为研究对象,弄清人类两万余种疾病的原因和本质,阐明它们的病理和病理生理机制,最后提出应如何预防、怎么治疗,这些研究成果最后都直接用于人。所以医学比其他任何科学都更强调人文,西方医学之父希波克拉底称"医术是一切技术中最美和最高尚的"。希波克拉底又说:"医生应当具有优秀哲学家的一切品质:利他主义、热心、谦虚、冷静的判断……"当然,医生不可能天生就那么优秀,伦理学教育必须持之以恒,加上医生不间断地自觉地完善自己,这样,理想的医生乃会越来越多。我想这就是《Cecil 内科学》的初衷。

## 二、设置了"健康评估和医学咨询"专题

《Cecil 内科学》第二篇中含 4 章,分别是"健康评估和保健""保健质量和病人的安全""不良生活习惯的医学咨询""加强慢性病人的管理"等。笔者认为这些专题都很重要,随着医学的发展,医疗资源的分配更趋公平,国民素质逐步提升,各个年龄段的人群都渴望对自己的健康情况进行评估。现代医学发现,有许多代谢问题,如血脂紊乱,从年轻时即需开始注意,中年人的亚健康问题也已受到广泛关注,老年人的问题更多,要求健康评估的人会逐年增多,我们需做好应对。不良生活习惯也很多,主要是指吸烟、酗酒等,就吸烟而言,它的危害已不限于呼吸系统,临床证明和多个系统的疾病有关。我们内科系统的每个专科对不良习惯的干预都负有不可推卸的责任,今后可考虑增设该篇。

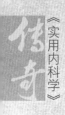

### 三、设置"疫苗免疫"专题

《Cecil 内科学》在第三篇里有一章,列了许多表格,清楚地表述了各疫苗的基本性状、免疫原性、各年龄人群所适用的疫苗等。疫苗的发明和应用是 20 世纪极其重要的医学成就,为延长全世界人的平均寿命,其贡献不可磨灭,而且至今还在不断改进,设置这一专题是很必要的。

### 四、"老年医学篇"独具匠心

老年病学的概述较难写,却很重要,因中国各地区均会先后进入老龄化,老年人口逐年增多,而老年人患病有自己的特点、规律,掌握这些,我们的治疗会事半功倍,反之则事倍功半,故不可小视。

《Cecil 内科学》在老年医学篇设置了老年化的流行病学、老年病的评估、老年化的后果等 6 章,笔者认为,他们归纳了一些与老年人相关的综合征,阅后深感既清晰又实用,有利于工作。如"老年相关呼吸道综合征""老年相关胃肠道综合征""老年相关的肾脏、泌尿道综合征""老年相关内分泌综合征""老年相关造血系统综合征"等。还有专门章节叙述和老年人相关的"失禁""神经、精神障碍"等。

### 五、图文并茂

这两套书临床疾病篇的总字数均略超过全书的 90%,这些篇章的表述方式的优劣直接影响全书,相比两套书在众多疾病的描述方式上,《Cecil 内科学》有明显优势。区别最大的是,《Cecil 内科学》在每一个疾病的章节中都配有大量图表。以感染性心内膜炎(IE)为例,它属于大病,共有 9 页,表格共 11 个;而我们《实用内科学》此篇表格是 3 个,分别表述诊断标准和预防用药;《Cecil 内科学》有 3 幅图用来显示手部的 Janeway 损害等,而我们则无图。

表格的优点有三。一是提高读者的理解度。因长时间地阅读冗长文字会产生疲劳感,表格能让读者改变思维,有助于对疾病的理解。二是内容分类明确,一览无余。表格有两类,参考书采用的多属于"一览表",即把内容进行归类排列,可一览无余。以"感染性心内膜炎"一节为例,手术是该病的治疗手段之一,《Cecil 内科学》对此设计了一览表,先列出 11 种自体瓣膜合并 IE 的手术指征,如主动脉瓣闭锁不全、赘生物大、真菌性 IE、抗生素治疗无效的革兰阴性菌 IE 等 7 项,均列为强指征,设标志"I",其他依指征之强弱分设 IIa、IIb、III等,而置入性瓣膜的病变合并 IE 者,也有 6 条手术指征分类,无一遗漏,让读者有据可查,阅后即可用。其他几个表格也各有特点,值得借鉴。三是具有一目了然的功能,也是作者思考后的作品。把 IE 症状体征的发生率以表显示,让我们一目了然,阅后立即知道发热、心脏杂音、血尿、皮肤栓塞征等的重要性,无需在读完冗长文字后再自己思考总结。

### 六、对少见病的处理方式

许多非常见病在《Cecil 内科学》中也能查到,这是该书又一亮点。要做到这点,并非易事。他们都是以列表方式来实现的,再用简洁的文字加以补充,如动物源性疾病,共 40 余种,用文字描述的效果绝对不如列表介绍效果好。

### 七、善于归纳

善于归纳是《Cecil 内科学》的又一特点。以线虫病为例,该书分肠道线虫和组织线虫病两大块加以介绍,把很多病都归在一起,这既有利于理解,也节省了篇幅。

### 八、关注读者对象,把握书写的尺度

篇幅大小的控制也值得我们学习,如糖尿病是中外都重视的代谢病,该病的篇幅占《Cecil 内科学》第 24 版总页数的千分之十一(而该病在《实用内科学》第 14 版则占总页数的千分之十六)。20 世纪 70 年代后,随着分子生物学的发展,病因、发病机制等的研究进展极快,多来自遗传学、分子生物学等的研究成果,其中有些是得到公认的,有的则不是。该书是选择性地写的,即使已获公认的也只写纲领,不予展开,一切从临床实际出发,而不是站在基础医学角度去做深入论述,免得脱离基本读者群。

### 九、线条图的应用

《Cecil 内科学》的作者还常融入自己的工作体会,再以线条图表达

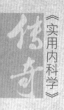

诊断思路、处理原则等。但对我们而言,学习此道乃需循序渐进,建议每个系统选择一项,当作试点,如肺部结节、期前收缩、贫血、腹泻、关节痛等均可作为诊断思路线条图的试点。

**十、整体观念的体现**

《Cecil 内科学》专设"眼、耳、鼻、喉疾病"及"皮肤疾病"两篇。毋庸置疑,人是个整体,全身各系统的症状随时都可能出现,内科医生应有所应答,做些最粗浅的解释,然后请专科处理。以眼科疾病为例,该书简单介绍了夜盲、飞蚊症、眼痛、畏光、色圈、异物感、多泪、眼睑抽搐、瞳孔大小异常、眼睑异常等,和全身疾病相关的眼科表现也有阐述,如高血压、系统性红斑狼疮及其他的风湿性疾病等。皮肤的症状则和许多病毒性或细菌性疾病相关,也和不少的风湿性疾病有关。这些篇的设置对于培养内科医生的整体观念无疑是有益的。

## 何为《实用内科学》之所长

**一、"循证医学"的设置以《实用内科学》为好**

《Cecil 内科学》第二篇的总题目是"数据的评估和处理原则",初步浏览后,笔者觉得其核心部分是第 8、9 章,其中第 8 章介绍了荟萃分析(meta analysis)、随机对照试验(randomized controlled trial, RCT)、优势比(odd ratio,OR)、因果推断(inferring causality)等概念,以及对于数据统计结果的解读等;第 9 章介绍了如何根据数据来做临床决定,解决怎么做、选择什么样的治疗等问题,这是循证医学的内容。

循证医学(evidence-based medicine,EBM),意为"遵循证据的医学",和传统医学不同。循证医学的核心思想是:对病人的医疗决策(治疗指南和医疗政策的制定等)都以最好的临床研究结论为基础,同时也重视结合个人的临床经验。《Cecil 内科学》把循证医学内容隐匿在第二篇中,而我们是独立成篇,进行更系统的描述,以突显其重要性,我们坚持该安排。

## 二、"理化因子所致疾病"篇不可不设

《实用内科学》设置"理化因子所致疾病"一篇的历史已很悠久,以应对职业病和各种中毒性疾病,介绍放射损伤等,字数达 21.3 万,共设 62 节。而《Cecil 内科学》有 3 章隐匿在总论中进行概括,分别是"职业病和环境医学"、"放射损伤"和"微量金属(trace metals)慢性中毒",临床部分并不设"理化因子所致疾病"一篇,只为医生提供上述有限知识。依据我国国情,我们认为是不够的,我们坚信在职业防护和劳动卫生等工作被弱化之时,更应加强这一篇的编写,设置这一篇是必需的。

## 三、"消化系统疾病"篇的设置

《Cecil 内科学》将习惯所称的消化系统疾病一分为二,即设"胃肠道疾病"和"肝脏、胆囊、胆道疾病"两篇,我们不认同这样的安排。中国的乙型肝炎病人很多,丙型肝炎的发病率虽低于国外,但因中国的人口基数大,绝对数量也很可观,所以在传统上,繁重的肝炎防治工作任务主要由感染病专业承担,消化专业兼做,因此按照中国国情,消化专业的设置仍然维持现状。

## 四、"妇女健康"篇可不设

《Cecil 内科学》于"代谢疾病"和"内分泌系统疾病"篇之间专设了"妇女健康"篇,含"围绝经期综合征"、"多囊卵巢综合征"和"先天卵巢发育不全"等。《实用内科学》的"内分泌疾病"篇第七章涵盖上述 3 节。其实,要突出妇女健康之重要,仅此 3 节是不够的,不如不设。

## 五、"精神障碍"一篇不可不设

《实用内科学》有"精神障碍"一篇,而《Cecil 内科学》则没有。笔者认为,设置此篇应是合理的,因不少内科疾病有精神异常表现,或内科病人已有该病之基础。必须对此予以认识。

## 六、艾滋病纳入"感染病"篇

我国对艾滋病病人都实行定点收治,除北京外,各城市的定点医院大多仅有一所。《实用内科学》多年来对于 HIV 感染/艾滋病、各种机会性感染及相关疾病全部放在感染疾病篇,这已能适合国内的需求,供

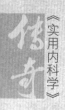

非专科医生了解此病，知识量已足够，所以还是维持目前的模式为好。

《Cecil 内科学》单设艾滋病篇，和感染性疾病篇相毗邻，这并非因为艾滋病首见于美国，病人数多之故，其实中美两国的 HIV 感染者的总数相差不多，之所以这样安排，乃缘于全世界对该病的极大关注。千禧年（2000 年）前，世界各国元首云集联合国，制定了"向贫困宣战"宣言，宣言中就有重视防治三大传染病这一条，三大传染病中艾滋病居首。其次，在美国，综合性医院都在收治艾滋病病人，各科医生均有机会处理病人，他们常依《Cecil 内科学》处理病人，而笔者认为他们需知道更多知识，这样的安排适合他们的国情。

## 有待商榷的问题

《Cecil 内科学》专设了一篇"骨骼和矿物质代谢性疾病"，而《实用内科学》则在"代谢性疾病"一篇中，用近 2 万字设置了 2 节，分别是"代谢性骨病"和"骨质疏松"。鉴于骨质疏松的发病率相当高，影像诊断和治疗思路又有不少发展，是否需单列，值得关注。

《Cecil 内科学》专设"青少年医学"一篇，内含"体育活动"和"青少年医学"两大部分，对此，《实用内科学》毫无经验，容后考虑。

探寻和弘扬是本文的主题，也是我们处理问题的指导思想。我们需懂得"人贵自知，自知则明"，探寻《Cecil 内科学》之长，并学之，如此则会使《实用内科学》更加完善。但要达此目的，务必锲而不舍，则金石可镂，欲稍得成，从恒下手。一个甲子以来，《实用内科学》所形成的体系、内容安排等，都应对了中国的国情，有许多值得弘扬之处，这就是笔者撰写本文的目的。

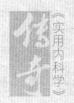

# 随想篇
## ——实用内科书苑杂谈

# 我与《实用内科学》

沈稚舟

《实用内科学》这部书,经历非凡,实在有太多的话可说,这不仅在于她的宏大和持久,主要还是她的许多版次我都参与其中。她给我许多营养和启迪,进而在我的脑海中留下长长的记忆。

这部书堪称医学书中的常春藤,现在已经成为医生尤其是基层医生的案头书和工作指南。我有幸参加该书近几版的一些编写和协助性工作,在工作过程中接触过许多教授和前辈,听他们讲些"过去的故事",很有一些感悟。

## 我的入"行"

我是"文化大革命"后首届内分泌专业研究生,1992年又重回华山医院。到华山不久,大约有数月吧。一日我正在玻璃房(我们的办公室,是用玻璃隔断,全透明,同事们戏称)中读书,忽然有声音传来"沈医生在吗?"。玻璃房有些迂回曲折的。有时候颇有点只闻其声,不见其人。在同仁指引下,不一会儿进来一位长者,一脸和蔼的笑容,我急忙站起来。他自我介绍:"我叫翁心华,是传染病科的。"

于是他坐下来交谈起来,柔和地说明来意,大意是,知道我来华山医院后,就想来找我。也早知道我常写些文章,无论内容及文字,他颇为欣赏。他现在担任《实用内科学》副主编,新一版的编写工作即将开始。经他和潘孝彰教授共同推荐,主编陈灏珠教授认可,拟聘我为《实用内科学》学术秘书。他的言语是诚肯的,表情尤其真挚。我本想说几句谦逊的话,但眼光一遇到他的一脸诚实平白的表情,顷刻便瓦解了,使我说不

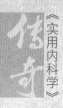

出推辞和客套的话来,心里弥漫着一种温柔,被其牢牢掌控。

以后与常务副主编潘孝彰教授有了更多的接触,可能性情上有些相同,我们极易交流,存有默契,在许多社会和学术问题方面自然达成共识,从而使工作变得顺利和流畅。这二十年,我有机会向《实用内科学》的诸多资深教授学习,他们的学术风范、治学态度和求真细致等都深深地感染着我,使我获益甚多,与翁心华和潘孝彰二位副主编接触更多些,更常在一起,耳濡目染,研究斟酌,不仅领略了组织大型医学书籍的气度和宏大,更深深体会到其中的艰辛和乐趣。

他们和我详谈了庐山和淮阴之往事,我也亲历第10版总审地天马山之艰辛,我一直在思考,怎样能为这些我平日崇敬的教授们创造一个稍好的审稿条件,因此才有我具体安排第11版和第12版总审的故事,我和潘教授的合作很默契,他负责协助主编争取数量不多的经费,我就用我的人脉关系去说服相关人士和企业家们,动之以情,晓之以理,终于使他们领悟到支持这部权威著作的光荣和体面。最后他们同意大幅度让利,我等乃得以在风景如画的苏州东山宾馆审第11版,后又在沪上的秀美之地东方绿舟审第12版。这两处,给每一位专家分配一套房间,教授们可在静雅处审读书稿,研磨医学。当倦时可在宾馆的花园里散步,也可去稍远些的湖滨小道,那里有湖光水色,以及远处隐约的小山。晚饭后,与几位知心的教授并肩漫步于湖畔,落日余晖,波浪声在耳,我们什么都谈,包括对审稿问题的探讨,他们都是医坛

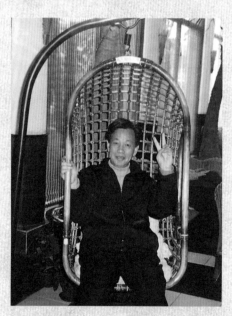

本文作者在上海西郊的东方绿舟审稿的休息期间

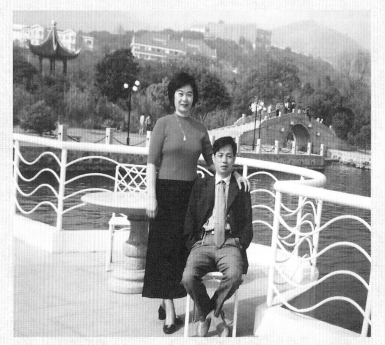

坐者为本文作者，妻立其右，二人共同促成编委会在苏州洞庭湖畔进行总审，照片背景是东山

宿将，常会在不经意中说出一些颇有深切意蕴的话来，只是无人将这些话语记下来而已。我常与副主编潘教授一同散步，谈些题内和题外的话，潘教授是博学的，有许多话题可以展开，当然也适时收回。

至于另一位前副主编廖履坦教授，我还记得在总审时，他会适时地请我们去他的房间，他那自磨的咖啡很是诱人，几位友人相谈，房间里充满学术、友谊和咖啡的醇香，不能不说是一件人生快事。廖教授至聚会高潮时还会忘情地拿出小瓶装的洋酒来，热情洋溢地劝你呷上一口，不管你会不会饮酒。这场景使人不由想起古诗中的"草草杯盘供笑语，昏昏灯火话平生"的意境来，当然现在是"明几净窗有雅气，醇香伴着话语来"了。至今想起来，还有一股温暖在心头。

进餐时有二十余位教授，分两桌围坐，采用聚餐的形式，七八样菜多为时鲜蔬菜，荤菜则以鱼虾为主，极少食用大鱼大肉，这也是医学教授用

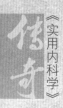

餐的特点吧。潘教授四处奔走,争取到两家医院的赞助较前略有增加,他把全部经费都用于大家的吃住,以保证审稿的进行,但仍无法发审稿费,对此,大家十分理解。有几位教授有小酌的爱好,在谈笑中缓缓斟酌,学术、人生和生活也会成为谈资,展示人生多彩的一面。当然饮用的酒多为酒精度不高的黄酒或啤酒。心细的潘教授安排妥帖,为的是放松一下被审稿绷紧的神经。记得有一次消化专业的陆玮教授参加审稿,俟他刚落座,潘教授就递过酒来,陆教授大为感动,不由得说出:知我者,潘教授矣。我不喜饮酒,但我很愿意观察教授们业余的一些表现,特别是相对休闲时可爱的教授形象,这是一种知识和生活的结合,情趣与休闲的碰撞。尤其是一些貌似老夫子的外形,常会在不期然中现出超乎平常的、很有些反差的极幽默的事和话来,我心中自然乐滋滋的,因为我的努力给大家带来欢笑。

在浓厚的学术氛围中沐浴,感受到其中之乐,团队的严谨、勤奋、活泼和人性化均让我难以忘怀。

## 领略大师的风范

我最早接触《实用内科学》是在 20 世纪 60 年代的大学期间,大约是 1964 年。一次我去大学书店,看到绿色封面的简装本《实用内科学》,好像是用 7 号小字排的,充分表明编写和出版者考虑到读者的购买力,装帧设计也还可以,翻阅一下,感到编排科学,文字简洁,内容丰富。虽然我那时还未进入临床学习阶段,但还是十分喜欢,看看价格不贵,大约是几元钱吧,再想想以后肯定是有用的,于是就买了一本回来。有空闲时常翻阅,感受学者们的风范和气息。这是我和《实用内科学》最初的邂逅吧。

从事内科工作后,在相当长的时间内,国内缺乏高质量的临床参考书,《实用内科学》的编写和出版在一定程度上弥补了这些不足,该书虽在"文化大革命"中曾有中断,但在 1970 年,"文化大革命"仍处于如火如荼之际,却再度成立编写组。可见健康和疾病这个民生问题还是为大家所重视。《实用内科学》一直是我的案头书，遇到不知不熟的问题，总要请教它。

听参加前几版编写和审稿的老教授讲，第 1 版的编委和主要撰写者仅二十余人，都是如雷贯耳的大家，当时由我国内科学的奠基人林兆耆教授担任主编，我曾在上海医科大学图书馆里有些蒙尘的当年学报中查到，他是首期十二名毕业生中成绩第一名者。他基于国内没有自己的教科书和大型参考书而发起编写此书，开创了自编学术巨著的先河，成就了一个传奇。

我参加第 10 版编写工作时，主编已由陈灏珠教授担任，现在他已是中国工程院院士。林兆耆教授早已过世，戴自英教授在担任数届主编后，此版担任名誉主编。《实用内科学》就是这样一代一代有序地传承下去的。

我记得当时的主编助理，以后任副主编的潘孝彰教授曾带我去戴自英教授家里，主要任务是向他汇报此版编写和组织的计划和进展情况，并希望他能提供一张近照，以便放在书的扉页上。我虽然多次听过戴教授的讲话和报告，为其风采所折服，但如此近距离地接触还是第一次。戴教授在我的心目中，是一位大师级的人物，我心中多少有些紧张。

戴教授的家在上海复兴路乌鲁木齐路处，是一座很典雅的公寓房。经过老式电梯的传统性运行，在叮当声中我们来到戴教授家。我踏在结实光洁的，很有当年韵味的条木地板上，望望明几钢窗，不由得想起张爱玲当年描写的上海公寓生活来。一种久远的书香、一种淡淡的韵味和对学术的渴求，不觉从心里弥漫开来，很有些似曾相识的梦境。

戴教授是好客的，有一次我们去他家里拜访，还未见其人，就从里间传来戴教授爽朗的声音"欢迎欢迎！"我与潘教授进入后，潘教授将我介绍给戴教授，他很热情地看着我，表示一种认可和鼓励。我自然说了几句仰慕的话，应该说这种表达是由衷的，是后辈对有成就的前辈的一种仰望和敬重。潘教授与戴教授很熟，他们原是同一科室，传染病科在戴教授的带领下，做过许多科题，并编写过多种在国内有较大影响的书。

他们谈了一些科室内发生的人和事,以及《实用内科学》编写方面的事宜。这给了我一些时间可以观察戴教授。应该说十多年的岁月是无情的,戴教授明显地衰老了,皮肤皱纹很明显,老年斑也历历在目,使人不忍再睹。但他的头脑还是很清楚的,观点极其鲜明,很有逻辑,表达也很形象,不乏当年的感染力和穿透力。不知何时,忽然谈起了写作,潘教授有些抬举我,说我的文字水平有些功底,这不觉引起戴教授的兴趣,他问我读过些什么书,写过些什么,我一一作答。他又问了我对时政的一些看法,不知怎么的,我的话流畅起来,可能还带有些激情,于是多说了几句。我忽然见到戴教授的眼光明亮起来,一种睿智、一种生动流溢出来。我感到戴教授没有老,他的思想没有老,对窗外的世界充满着兴趣。我们谈了一个多小时,告别时,他好像意犹未尽,握着我的手,真诚地希望常来谈谈。

为了能在新版放一帧戴老的近照,我们费尽了口舌,戴老仍不为所动,坚持不允,潘教授则缠住不放,这下把戴教授惹急了,他对着潘教授说:"你是知道我的底线的,怎么还这样!"事后我问潘教授何谓底线?原来戴老对身后的安排,曾向家属交代过,一切从简,不留这样那样,包括照片,戴老将此事专门找了潘、翁二位,并郑重相告。我发觉,戴老和他俩的关系,除上下级之外,一些私密问题也有沟通,足见信任度之高。潘教授听了戴老此语,显得黯然和无奈,只好怏怏而别。

对于功利戴老已经完全没有了兴趣,有一种大医无疆无为的境界。他风趣地说:"我会支持和关注这本书的","这样一本充满活力的书干嘛要在书的扉页上放一张很老的甚至是衰老的照片呢?",他甚至说他不宜再担任名誉主编,只是在我们说了本书延续性的需要时,他才作了不认可的认可。

在回来的路上,我和潘教授默然地走着,一向善言的潘教授也有些沉默。我一直被刚才的场景所吸引,沉浸在这厚重而又深刻的谈话内涵之中。我会永久地记住这个人生重要时刻。这些看似平淡的话和事,却很能反映我国知识分子的一些特有的素质和品格。我不是一直在寻觅和发掘中国知识分子这一特殊人群的一些潜质吗？众里寻他千百度,蓦然回首,那人却在灯火阑珊处!

## 议论"节外之枝"

65 年来《实用内科学》的编写与运作已历尽艰辛,但还得花时间去讨论一些"异议"。事情是这样的,有人在一次有相当级别的人员参加的会议上,对上海医科大学独占《实用内科学》的编写权有异议。

回顾历史,该书是在特定情况下产生的,最初是由一个医学院组织编写的,并无人提出异议。随着《实用内科学》的知名度、影响力和发行量的增加,医学界有了一些议论和说法,这也无可厚非,再自然不过,但还是要费些时间去平息议论,取得共识。

编委会专门召开会议做了研究。这是在主编陈灏珠教授主持下召开的,我作为主编助理也参加了这次会议。对陈教授我是一向钦佩的,他不仅是一位纯粹意义的学者,他大气、睿智、沉稳,用带些铿锵的广东话音,很有气度作了开场白:有人对我们的《实用内科学》的编写权有些议论,这是好事,说明我们这本书有点影响,受到重视。今天召开会议,大家议论一下,我们总得给一个妥帖的说法。陈教授引而不发,主要想听听大家的真实想法。

许多教授都谈了看法,讨论还是很热烈的,我也积极地发了言,当然我的发言不是从我们自身的利益出发,而是从出版业的一些要义来考量,从而逐渐统一思想。其要点录于下:

1. 这是一件好事,说明《实用内科学》不但引起了广大医护界读者的关注,也引起学者们的关注。

2.《实用内科学》是在特定历史情况下形成和产生的。当时学术的社会性和流动性不足,单位内组织较为合理且更方便。作者群从 23 位发展到全校数百位教授。学校的人才又有相当的优势,能与写作的内容和体量相匹配。

3.《实用内科学》凝结着几代学人的智慧和辛劳,是半个多世纪的

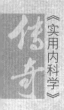
积累。从这个意义上讲,是一份可贵的知识资源和无形资产。

4. 从出版上讲,《实用内科学》有一定的专利性。不可随意改变,也非一个公共资源,因此,独占《实用内科学》编写权一说是一种误会。

5. 至于《实用内科学》的生存与发展,那要看继任主编和编写者的智慧和努力了。

陈教授对形成这些看法是满意的,其实许多道理是讲后才能明白,令人服膺。他始终在一个严肃话题保持着一种少有的淡定,一种学术的大气。这些都来源于自信和坚定。当然他最后说,这些观点要通过恰当的方式展示出去,使人们听后觉得有理,能理解和可接受。我们只是给一个说法,不与其争论。我想这可能就是陈教授的智商和情商了。现在《实用内科学》的一些风波已过去,生活依旧向前,近日已开始第15版的工作。

现今新一版的审读工作不久就会开始,主编及编委成员有了较大的变动,有的教授可能因年高等原因会退居二线,这是自然现象,但从情感和贡献上讲,他们是永在的,他们不仅仅存在于经典中,也存活于许多人的回忆中。

《实用内科学》一路走来,伴随着中国几代医生成长,她本身就是一个奇迹,也可以说是一个传奇。潘孝彰教授关于传奇的这个表述是妥帖的。

祝愿《实用内科学》越来越好!

# 医者把笔舞秋风，仁心化作书墨香

## ——忆《实用内科学》第 14 版淀山湖审稿

张朝云

2014 年年末，接到远在美国纽约的潘孝彰教授的电话，提到《实用内科学》要开始第 15 版的组织筹备，不由想起作为工作秘书参加第 14 版的启动、编写、初审、总审、校样等的情形。特别难忘的是 2012 年 10 月在上海青浦淀山湖进行的总审，集中了几乎全部的主编、副主编和编委，涵盖了复旦大学附属各家医院的专科带头人和骨干。按照《实用内科学》的传统，总审是集中进行的，而平时要把诸多教授专家全部聚在一起几乎不现实。因此，最终选在国庆长假进行，各专业作者齐聚在美丽的淀山湖畔，日夜审稿、字句推敲，一时间，伴着浓浓的秋日桂花香，医学书香弥漫在悠悠的淀山湖上，成为《实用内科学》六十多年厚重历史中精彩的一个篇章。

我是第一次参加这样的审稿，与诸多医学大家和前辈朝夕相处，不仅深深感受到他们对待医学的严谨求实、精益求精，也在工作之余的闲暇，发现了这些平时不苟言笑的医学前辈们鲜活生动、天真可爱的一面。由于专业和篇幅众多，几个工作秘书进行了分工，我主要负责内分泌疾病和代谢性疾病章节，因此与该专业的教授们接触较多。由于负责统筹及联络等工作，我跟相关教授有诸多联系，虽然已经过去三年时间，但是现在回忆起来，当时的情形如在眼前，清晰明朗。

### 斟字酌句求精练，推陈出新重实用

参加内分泌和代谢性疾病章节审稿的有华山医院的俞茂华、沈稚舟

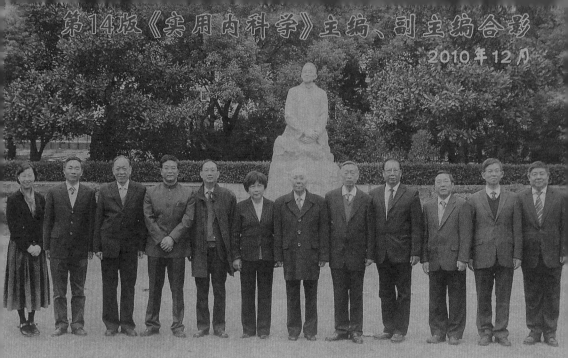

第14版《实用内科学》主编、副主编合影
2010年12月

第 14 版主编合影

主编:陈灏珠(左七)、林果为(左八)、
王吉耀(左六)
常务副主编:潘孝彰(右四)
副主编:翁心华(左三)、王卫平(左
五)、葛均波(左四)、顾勇(右三)、
高鑫(左一)、邹和建(右一)、白春学
(右二)、丁小强(左二)

第 14 版编委会在淀山湖合影

《实用内科学》第 14 版编委会于
2012 年国庆长假期间在上海淀山
湖进行总审

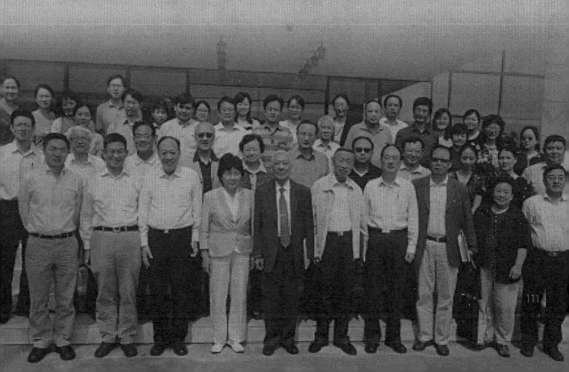

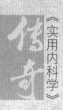

和胡仁明教授,中山医院的高鑫和于明香教授。俞茂华和沈稚舟两位教授是多版《实用内科学》的编委,对该书有着深厚的感情,审起稿来一丝不苟。记得"慢性肾上腺皮质功能减退"这一章节,由俞老师和我一起撰写。我在写初稿的时候,看到上版中提到用甘草流浸膏作为盐皮质激素治疗的选择之一,而在国外最新的指南以及经典内分泌书籍中都没有提到,况且华山医院的药房也没有这个药,想既然这个药目前没有临床使用就给删掉了。俞老师看到这一段后,来找我问为什么把甘草流浸膏的使用删掉了,我就把上述理由讲给她听。俞老师沉思片刻后说:"你说的没错,可是我们在写《实用内科学》的时候,不是在写临床指南,不仅要考虑到新进展,也要兼顾实用性,特别是考虑到我们这本书的读者,不光是大城市的大医院医生,还有广大基层单位的医生。很多地方买不到 $9\alpha$-氟氢可的松,甘草流浸膏还是有价值的。"俞老师的这番话给我留下深刻的印象,此后我也特地问过外地来进修的医生,确实少数患者还在使用甘草流浸膏。在编写其他章节的时候,我也会特别考虑到"实用性"这一点。

沈稚舟老师既是一名内分泌教授,还是上海市作家协会的会员,他的写作功底也充分体现在写这套书的过程中。沈老师是在打印出来的纸质版本上进行审稿修改的,改好后由我在电脑上更正。沈老师手写的修改稿上布满了他隽永清秀的字体,不仅看得出他对遣词造句的用心和精准,亦能感受到作为喜爱文字的人对于医学写作的高层次追求。在他的笔下,医学的精准和文学的优雅完美地融汇一起,文字阅读起来令人心旷神怡,确实值得我们晚辈们学习。

在第 14 版的更新过程中,编委会一直强调篇幅的精简问题,针对每个篇章都设定了具体的字数限制。在代谢性疾病篇章中,糖尿病是一个主要疾病,必然也是篇幅最长的一章,面对精简的要求,该章节的作者胡仁明教授煞费苦心。一方面,近几年糖尿病领域进展颇多,需要加进去;另一方面,第 13 版中的经典内容很难删减。胡老师多次与我讨论如何精简,更为重要的是,结合他自己的临床研究及经验,胡老师在该版中第一次提出 2 型糖尿病可以逆转的概念,这无疑对传统的观点即"糖尿病是终身性疾病"提出了巨大挑战。尽管只有一句话,胡老师反复与远在澳大利亚的资深编委朱禧星教授以及国内的同领域专家们讨论商榷,我跟胡老师开玩笑说,他这是"小心谨慎地颠覆传统"。从这一点上,也看出《实用内科学》作为一部经典的参考书,如何在恪守经典的同时不断进行新陈代谢、与时俱进。

中山医院的高鑫教授为了参加审稿,在结束国外的学术会议后一路风尘仆仆赶来加入我们,我以为经过长途飞行以及时差的影响,高老师会休息片刻再开始工作,因此,没有立刻给她送去审读的章节。可是出乎我的意料,高老师一进房间就打电话给我,让我把稿子送过去并详细询问相关要求,其对审稿工作的认真投入可见一斑。在随后的审稿过程中,高老师一丝不苟、严谨求实的风格也给我留下深刻的印象。我不由想起 2012 年申请 985 项目的时候,由于白天工作繁忙,高老师会召集我们在晚上十点钟去她的办公室开会,她多年如一日的工作激情令我们这些晚辈叹服。

## 绸缪周详巧安排,井然有序高成效

虽然整个总审的集中进行只有为期一周的时间,然而在此之前需要做大量的联络、安排工作,参与的人数众多,然而最操劳的两位当属常务副主编潘孝彰教授和学术秘书郭津生教授,他们两位宛如《实用内科学》该版的"大内总管",从经费的落实、审稿地点的选择、餐饮交通的安排、审稿的流程、后勤的支持,等等,事先做了大量的筹备工作,使整个淀山湖审稿有条不紊、井然有序地高效完成。

潘孝彰教授常年居住在纽约,为了审稿特地事先回到上海。潘教授多次召集我们秘书组开会进行工作安排,他举止温文尔雅,言谈间不时发出爽朗的笑声,一副茶色眼镜遮挡不住双眼闪烁出的睿智,颇有上海老绅士的风范。有几次在餐厅就餐和湖边散步的时候遇到潘老师,便闲谈一番,听他讲过去审稿的老故事。讲到这些关于《实用内科学》的前世今生,潘老师如数家珍、娓娓道来(读者可以阅读潘教授的《忆戴自英主编二三事》《浅议〈实用内科学〉中的上医精神》等,从中体会),可以感受到他对该书的真挚热爱,更有对母校上医的深厚感情。谈到《实用内科学》的过去、现在和未来,他流露出作为上医人的骄傲、信心和希望,也表达了作为传承者和建设者的忧虑。其实,在他身上充分展现了"上医精神",即如他自己文中所述:不为外来之利所诱,安心在学院之内潜心教书育人、救死扶伤、埋头研究、著书立说,力谋公利,造福人民。我想,潘老师能够在此年龄和资历,仍为审稿而远渡重洋、费心着力、热忱投入,也正是因为这种弥足珍贵的上医精神吧。

在参加《实用内科学》此版工作之前,我并不认识中山医院的郭津生教授,自从作为工作秘书参与之后,接触往来最多的大概就是郭教授了。作为学术秘书,她承载的工作不仅繁重,而且很多颇为琐碎,这些事情都是她在日常的医教研工作之余完成的。因此,我们经常收到她在午夜和凌晨发送的邮件,她的邮件言辞精要、条理清晰,再繁琐的事情也一目了然。每个工作秘书特别像我初次参加总审,在遇到问题或者困难的时候,第一个咨询求助的往往是她,她总是耐心回复、热情相助,再加上郭教授温和、柔缓的言谈,让人如沐春风,使得《实用内科学》的秘书们在一起感觉犹如一个温暖、互助的大家庭。

### 闲趣各异显风采,松弛有道话未来

参加总审的教授和工作人员人数众多,每个人的生活和工作习惯也不相同,有的教授喜欢鸡鸣而起,有的教授则愿意挑灯夜战,工作组尽量给每个人安排一个房间,使大家可以自由安排自己的工作时间。我们所住的招待所与淀山湖仅有一条公路之隔,因此清晨或者傍晚时分教授们会去湖边散步或者慢跑,同行者也借此谈天说地,放松一下紧张工作之后的身心。我喜欢早起慢跑,也借此偶遇了几位慢跑的教授,如华山医院感染科的张文宏教授、中山医院心内科的钱菊英教授,平时在医院或者学院里这些教授都是穿着正式、言谈举止颇为严谨的学术大家,因此

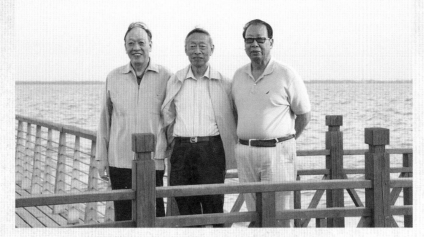

林果为教授与翁心华教授、潘孝彰教授在淀山湖畔合影

乍看他们身着运动装，汗淋淋、喘吁吁的样子，反差颇大，我想这也是紧张工作之余，教授们在生活中调整的一种方式，有益于身心放松。

我们尊敬的林果为教授、翁心华教授、潘孝彰教授则喜欢散步，他们或者于早餐前后，或者于黄昏时分，在草地上、湖边的木质长廊上散步，遇到我们这些晚辈们，也会兴致盎然地和我们聊上一会儿。除了医学，也难得会聊一些生活中的趣事，言辞间透露出这些男神级的教授们可爱有趣的另外一面，完全颠覆了他们在我们心中的传统形象。记得有一天黄昏，晚餐时分，我走出房间去就餐，发现夕阳分外绚烂，晚霞的光辉映照在稻田和小河上，多彩烂漫。我忍不住回房间取出相机拍照，这时翁心华教授也去就餐，看到我煞有其事地拍照，便走了过来。我给他看相机里的照片，他对照着眼前的景色和照片，评论说："现在的数码相机有如此多的功能，可以很真实地记录风景人物，在某种程度上，可以部分取代绘画了。"听翁老

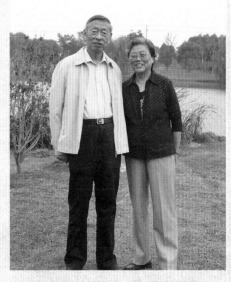

林果为教授与夫人施赛珠教授

师讲过课、查过房，却从来没有机会如此近距离接近这位医学大家，我心里想如果能够给翁教授拍张照片多好，于是鼓足了勇气提出来，没想到翁教授一口答应，还主动转换背景拍了好几张，我心里很是得意。然后我又抱着相机去院子里其他地方拍照，途中遇到潘孝彰教授，有了翁教授那里的经验，我略有信心地提出给他拍照，潘教授也是爽快应允。林果为老师的太太施赛珠教授这次陪同审稿，两人在工作之余，会并肩散步，边走边谈笑，恩爱有加，羡煞旁人。我几次看到，很想给这对医坛伉俪拍照，可是又怕打扰他们。有了之前两位教授那里成功的经验，后来再次遇到他们散步的时候，我上前提出给他们拍照，两位教授异口同声地同意，并且很自然、默契地靠近，根本不需要语言沟通，我用相机记录了这珍贵的一刻。

古人曾这样描述淀山湖："芦叶响时风似雨，浪花平处水如天。"美丽的湖光水色自然给我留下了美好的记忆，然而此后每次忆起淀山湖，都会不由想起《实用内科学》第14版，想起那个特别的国庆假期，想起湖畔的散步和畅谈，想起与医学前辈们朝夕相处获得的感悟。《实用内科学》新一版的编写工作已经启动，秉承着可贵的"上医精神"，《实用内科学》定会更加辉煌！


林果为教授（右二）、潘孝彰教授（右三）与
本文作者（左一）等工作秘书合影

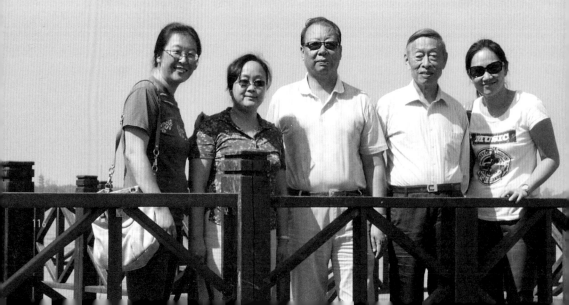

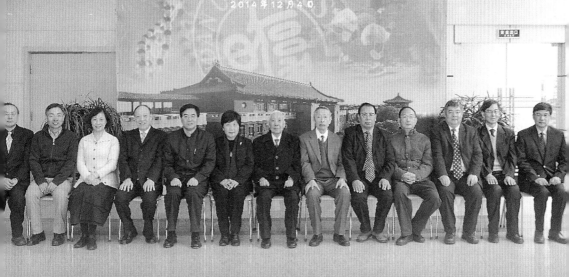

第 15 版主编合影

《实用内科学》第15版编委会于2014年12月4日成立

名誉主编:陈灏珠(左七)

主编:林果为(右六)、王吉耀(左六)、葛均波(左五)

常务副主编:潘孝彰(右五)

副主编:翁心华(右四)、王卫平(左四)、高鑫(左三)、邹和建(右三)、白春学(右二)、丁小强(左二)、胡仁明(左一)、郝传明(右一)

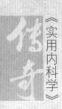

# 浩瀚医海求知乐
## ——读着《实用内科学》成长

潘孝彰

对于《实用内科学》的贡献，众多书评所言恰如其分，即60多年来"该书培养了中国的几代医生"，我也是其中之一，所以我想以读者的身份回忆青年时期学习《实用内科学》的点滴，以及该书对我们这一代人成长的影响。歌德说："读一本好书，就是和许多高尚的人谈话。"中学时期遵此语乃读了不少好小说和一些诠释"做事先做人"的好书。进入大学后，我认为自己有专业了，还得再找另一类好书，为今后从医时用。

### 学生时代遇该书　进步阶梯助成长

1957年我考入上海第一医学院，1960年左右开始临床各科的学习，《实用内科学》是指定的参考书之一，该书共一册。读过几遍就感觉此书的内容比教科书深，以各种疾病的"发病机制"为例，内容比教科书详细，但和专著不同，该书不介绍未获公认的理论，而专著则会介绍一些世界上尚存争议的论点，目的是启发专科医师的思维，寻找合适的研究课题，或持续关注有争议问题的进展。《实用内科学》则重在实用，所介绍的这些足以让临床医生拥有厚实的理论底蕴。当年还发现"临床表现"部分除采纳国外现有的资料之外，还增加不少国内大宗病例研究总结的数据，这样会更加贴近国情，有利于诊治中国病人。辅助检查及实验室诊断方面，它重点指导读者选择最佳手段，但也会从书中获得国外的新信息，介绍即将在中国应用的新技术。至于治疗，临床医生读了此书后，许多治疗措施从书里"拿来就可用"，还有剂量、疗程、副作用等，也详细告诉我们何药为首选,何药为次选及备选等。学生时代所领悟到的这些特点和立书宗旨,60年来始终未变。虽然当年学校图书馆的藏书并不少,但学生多,因此只限借一周,作为学生只能刻苦些,抓紧时间多读些,以扩大自己的视野。高尔基说"书籍是人类进步的阶梯",我想,这本书应是我们在医学上获得进步的阶梯之一。

## 住院医师再复读　实践所得获升华

20世纪60年代,我进入教学医院做住院医生,正式进入社会。一些有关人生教诲的文章都指出,人生有许多"幸事",读"好书"、遇"良师"是其中很重要的两项。因学生时代我已感受到《实用内科学》的诸多优点,所以我便认定它是好书之一。说起恩师,我还不止有一位。"文化大革命"中,有些有学术造诣的专家受到了不公正的待遇,他们被"监督"使用,但都在第一线当"主治医师",使我有幸得到他们的言传身教。好书和良师共同组成了"黄金搭档",是为良师引领,《实用内科学》再助升华,所以我把这个阶段的求知模式称为"师引书导"。

临床病人的表现千变万化,及时而正确的诊断变得最重要,可极大地减少病人的痛苦,甚至挽回他们的生命。20世纪60年代,我的专业定在感染科。"文化大革命"开始后,专科不专,统一在大内科工作。我在心脏科工作时,有一位病人7年来一直被诊断为"酒精性肝硬化",良师针对此病人进行讲解,告诉我们为什么他把诊断纠正为结核性心包炎所致的"缩窄性心包炎"。我回去找书,《实用内科学》详细介绍了这两种疾病,强调缩窄性心包炎最重要的后果是出现心脏压塞,它会有相应体征,下腔静脉回流受阻时,会导致肝脏长期淤血、肿大;上腔静脉回流受阻则出现颈静脉怒张。在鉴别诊断一段中强调了在诊断肝硬化时应注意有无心脏压塞征象,以免误诊——原来这位三级教授级的"主治医生"就是据此而想到此病的。该病人手术后效果极佳,不久就正常工作了,解除了他7年之病痛。这种"师引书导"的结果,使我于住院医师阶段就学会用这套办法,依样画葫芦地纠正过几例外院误诊的"肝硬化"病

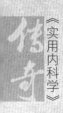

人,均确认为缩窄性心包炎。

大内科中又曾遇到一个女病人,由于发热 4~5 个月,辗转各大医院未有诊断结果。良师告诉我们对发热者应做详细的体检,包括瘀点、浅表淋巴结、肛门、外生殖器、甲状腺等检查。他终于发现该患者的甲状腺肿大,据此再加上其他辅助检查的结果,确诊该患者为亚急性甲状腺炎。我们再求教于《实用内科学》,对这一较为生疏的疾病有了进一步了解。我们又从"发热"一节获知亚急性甲状腺炎是发热鉴别诊断中不可忽视的疾病。该病例同样使我获益终身,我从医多年诊断过此病 20 余例。当然,最大的获益者最终还是众多病人。

我在实践中和良师、高人直接对话,下班后再读好书与看不见的"高人"对话,两种收获珠联璧合,让我从中获益终身。

## 自学《实用内科学》 指点迷津解谜团

上述之模式可能不一定适合每位青年医生,因为不少人不一定有"上级"引领,况且我自己在不久之后也独当一面,工作中深感自学是极为重要的。

在"回眸"一文中已介绍,"文化大革命"期间,全国几乎无书可读,《实用内科学》是大型医学参考书中唯一被允许再版者。当时,我们这些住院医师都如饥似渴地阅读新到的第 6 版,我一口气通读了一遍,这让我获益匪浅。很多病(包括少见病)的知识经过通读后,信息会储存在我们脑中,尽管只是浅而淡的印迹,但当你在临床实践中遇到类似状况时,脑中就会浮现出少见病的粗线条,然后再在《实用内科学》中有的放矢地找根据,就会豁然开朗。笔者深感《实用内科学》是一位永葆青春、百问不厌的"师长"。

临床疾病种数之多有如浩瀚大海,世界卫生组织(WHO)的疾病分类中疾病名称就有两万多种,据称内科系统的病种数占总数的 10% 左右,已相当可观。而著名的中国内科学泰斗张孝骞教授有一句名言,大意是,不同人患同一疾病时的临床表现各异,仅部分临床表现为典型。

因此，医生每时每刻都会面临病种繁多而又千变万化的双重挑战。此外，所有医生的一生中绝对不可能见过所有的少见病，一辈子只能遇到其中的少数。有鉴于此，我个人才会像敬畏大自然一样敬畏医海，所以必须在浩瀚医海中结好书缘，拜几本好书为师。当我们被难题困扰时，好书会给我们指点迷津。以下所举的例子中，个别案例的处理并非发生在我从医的青年时代，但却是青年时代工作习惯的延续。

有一次，我们遇到一个大量腹水伴四肢瘫痪的病人，三家医院的两个专科均认定他是肝硬化，而神经科则认为有神经科问题，就是腹水不好解释。在众人迷惑不解之时，我竭力回忆，记得通读《实用内科学》后留下模糊印象，好像应在造血系统疾病中去寻找答案。于是我试着去查《实用内科学》中的"浆细胞病"部分，终于"对接"成功，将病人的表现和书中所描述的情况相对照，我初步认定该患者属POEMS综合征，最后通过骨髓涂片检查，证实患者的浆细胞比例异常增高，诊断就此确立。现代医学认为POEMS综合征为特殊的浆细胞病，也称"骨硬化性骨髓瘤"，该病可解释患者所有"不相关的"临床表现。顿时，众人领悟到什么叫"柳暗花明又一村"。

20世纪70年代，我们会间断地遇到长期发热而伴有鼻腔分泌物的病人，诊断不明。通读《实用内科学》时似有"中线坏死性肉芽肿"之说。我很朴实地猜想鼻子就位居中线，发热又如此持久，是否有可能就是此病？于是再请教《实用内科学》。查书后信心大增，决定进行活检。病理报告确认了我的估计，悬而未决的问题又有了结论。近年该病名已改为"结外NK/T细胞淋巴瘤，鼻型"，我每年都会遇到1~2例，其大多容易被误诊。贻误的原因繁多，不拟多叙。

虽然从事感染专业多年，不少"专业内疾病"也有从未见过者。一次一青年患者从远方来求诊，他的慢性"脑膜炎"久治不愈，且伴关节痛，在某省的三级医院治疗近4个月，毫无疗效，追问之下他回忆起曾在怒江上游的森林中露营一天。通读《实用内科学》后的浅印迹使我脑中浮现出"莱姆病"的粗线条，据此查询《实用内科学》中"莱姆病"一节，阅后

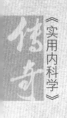

初步认定该病人患莱姆病的概率极大。因上海是非流行区,从来就不开展相关化验,为此我辗转从北京的中国医学科学院流行病研究所买来试剂,再请检验科做,检验结果证实该判断正确。因该病例对我个人及上海而言都是第 1 例,为此,我随访该患者长达 8 年之久,证明该病例在 8 年中的变化全过程完全符合莱姆病的发展规律。

布鲁菌病是西北及其他牧区的常见病,但对我们东南地区而言则属少见病,该病表现复杂。一位长期发热的患者来自西北,反复追问就是问不出牛羊接触史,查询《实用内科学》时,该节告诉我们,消化道感染也是传播途径之一。据此再追问病人,他终于回忆起有时会喝不加热的羊奶,经实验室检查证明确实是此病。另一例是一位"羊老板",虽言从不碰羊,但羊群转卖时,他会现场监督。书中言,因羊毛中的细菌会随灰尘飞扬,眼结膜及呼吸道黏膜均可成为侵入口。检验结果出乎我们意料,该患者的血培养中竟然有超大量的布鲁菌生长,于是确诊无疑。

通读及自学在西医的医学教育中属主流模式,俗话说"师傅领进门,修行靠个人",这是符合人才培养规律的。

目前《实用内科学》(第 15 版)有 600 余万字,不是每个人都能做到通读,有识之士建议出一本简本,字数以 150 万字左右为宜,便于通读,当遇有临床难题时,再找正本。个人认为是良策,但在简装本出版之前,建议选择与自己工作相应的篇章通读,也可通读教科书,需深入时再找《实用内科学》。其他还有《中华医学百科全书(临床综合卷)》也可供通读,其内容丰富,文字简洁(辅助检查和治疗两个部分可略去,因多年来无更新,内容已偏陈旧)。而《Cecil 内科学》一直是《实用内科学》的榜样,当然是好书,我也常参阅。此外,各专业也都有自己的好书。

笔者谈了青年时期阅读《实用内科学》的体会,三个阶段的体会各异。随着年龄的增长,感悟乃逐渐深入,收获也渐趋丰厚。本文仅为"抛砖引玉",望能和读者共同探讨学习之路。我们这些从医者终生都在浩瀚医海中不断地求解,不知大家是否留意过这个现象,即我们临床医生每隔一到两周总会感叹一次:"这个病人真复杂,我们从来没见过!"这种感慨我已亲历了数十年，我等只能在医海中不停地释疑、求解，永无止境。要做好这项工作，除需备几本好书外，还应有团队精神，这是因为临床医学太复杂，每位医生都会有自己独到的经验与体会，而且理论的知晓面又各有千秋。我敬畏医海，但也敬重同僚，集众人之智解扰人之疾，集思广益是十分重要的。此外，多学科合作也不可缺，本文不再赘述，仅谈好书的作用。

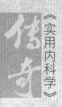

# 杏林悬壶终不悔，正谊明道始为魂

## ——《实用内科学》第15版金山总审纪实

张朝云

又是金秋时节，笔者参加了《实用内科学》第15版在金山的总审。本次总审有62位专家参加，几代上医人齐聚秋日里美丽的金山，在为期六天的时间里，召开了各种主题会议、协调会议及讨论会，热烈而富有成效。在这期间与诸多教授的接触与交流，笔者深感《实用内科学》每一版的更新都充满了艰辛与努力。虽然总审的时间很短，然而为了这短短六天的总审能够顺利开展，背后却早已凝聚了半年来多方的努力与付出，这些付出，或细小，或繁杂，多年后也许都会随风而逝、不为人知，然而其中的精神与灵魂将会得以传承与发扬。

### 正谊殷殷得传承，明道说尽医精髓

总审的第一件事就是拍摄了《实用内科学》第15版的"全家福"，几代上医人从散布在上海的各附属单位聚在一起，实属不易，也只有借每四年一次的总审，才能创造这样一个"团聚"的机会。而在这次总审会上，令我惊讶的是多位高龄教授也赶来参加，如92岁高龄的陈灏珠院士，年逾八旬的杨英珍、李志善、宋后燕以及杨永年、何梅先、童步高、蔡廼绳等教授均来审稿。这些名字，我或是在本科阶段的教科书上见过，或是在实习医生期间聆听过他们查房时的教诲，当年，这些教授也是我们年轻医学生心目中的"男神"和"女神"。如今，虽然他（她）们白发苍苍，步履蹒跚，但是审稿讨论时展现出的睿智、博学与风趣，丝毫不输晚辈们，依然担当得起我心中的"男神"和"女神"。

主编林果为教授虽已 80 岁,但也全程参加整个总审会,而且主持多场会议、点评每个系统的工作汇报。常务副主编潘孝彰教授也是一如既往,专程从美国长途跋涉飞回来,组织整个总审的工作,按照林果为教授的评价,潘教授是整个《实用内科学》不可替代的"大管家",缺了这位管家,总审是不可能完成的。我的导师沈稚舟教授不顾从英国返沪后的旅途劳累,也在第一时间赶到金山审稿。王卫平教授和邹和建教授因有其他一些会议必须参加,其间则多次驱车往返于金山与市区的会场,不辞劳苦。我想,这些医学前辈们克服年龄、距离等的障碍,从各地赶过来参加总审,驱动他们的究竟是什么呢?为了名利?对于这些老教授们而言,早已在数年的治病救人、著书育人的医学生涯中声名远扬,根本无需去"求"名,而从屈指可数的劳务报酬上来讲,更是一件无利可图的事情。不由想起在剪辑《〈实用内科学〉传奇》的纪录片时,看到 95 岁高龄的朱无难教授,他说:"《实用内科学》不单是一本书,她是一个事业!"我想,恰如朱教授所言,正是因为在几代上医人心目中,将《实用内科学》视作一项上医文化传承的事业,秉承着"正其谊而不谋其利,明其道而不计其功"的校训,才能如此不计名利、热情地投入到该书的工作中来。

在总审第一天的开幕式上,潘孝彰教授讲了一个"微型故事",就发生在我们总审前的几日,而且就在本次总审所在的上海市(复旦大学附属)公共卫生临床中心(以下简称公卫中心)。那天病房里收治了一例感染的病人,伴发了糖尿病酮症酸中毒,病房医生立即请当地其他医院的内分泌科医生来会诊,但是得到的回答都是不能脱身前来。这时候,主诊医生搬出了《实用内科学》,翻到酮症酸中毒的章节,就按照书上所写开始处理,患者的酸中毒很快得到控制。第二天,会诊的内分泌科医生赶到,看过他们的处理后说:"你们处理得很好啊,比我们还专业。"潘教授感慨地说:"这部书挽救了很多人的生命,这事就发生在我们身边,而在其他地方也许还有很多我们不知道的类似故事。所以我们要怀着功德心来编写这部书,这是一件功德无量的好事情。"某日在电梯里,偶遇王卫平教授,他对我们几位秘书说:"你们能来参与到这项工作中,是件

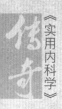

很好的事情。这部书是对上医精神最好的文化传承。可惜啊,现在的诱惑太多,愿意静下心来读书、写书的人太少,谢谢你们能来。"短短几句话,道出了当下面临的问题,也流露了几分无奈。所幸,还是有那么一批上医人在坚守着、努力着。沈稚舟老师在短短几日的总审中,感慨良多,总审最后的清晨,他迎着秋日的晨光在公卫中心安静空旷的院子里散步,思考着《实用内科学》的前世今生,不由诗兴四溢,回房即写下了题为《实用》总审,金山生辉"的七律:

> 仁者相聚金山卫,四载一度总审会。
>
> 医界老耆笔下健,临床新锐风中回。
>
> 喜看医学添新知,便将传奇再增辉。
>
> 正谊殷殷得传承,明道说尽医精髓。

该节的标题,便取自这首七律的最后两句,因其与笔者想表达的内涵再妥帖不过。

## 总审上演"空城计",众志筹谋方化解

在总审最后一天的总结大会上,林果为教授作了言简意赅的总结,归纳了本次总审的几个特点,他说:"这次的总审,人数最多、地点选址最好、最短时高效、准备工作最好、遇到困难最多。"林教授所说的"遇到困难最多",便是潘孝彰教授这位大管家夜不能寐、四处奔走解决的总审经费问题。整个总审来参加的专家有62位,其间所有人的食、住、行显然是个大问题,需要相应的经费。而就在总审开始的第一天,相关经费依然没有到位,这让作为"总管"的潘教授无比头痛,他忧心忡忡地给我打电话说:"这次总审,看来要唱一出空城计了。经费不到位,这么多教授的吃住都是问题,更不要说劳务费的事情了。"

为了让经费尽快落实到位,潘教授冒着上海盛夏的高温四处奔走。所幸,本次总审选择在地处金山的上海市公共卫生临床中心举行,潘教授联系到公卫中心的党委书记卢洪洲教授,讲明所面临的经费困难,卢书记爽快地表示没有问题,不管经费是否到位,专家们尽可在公卫中心

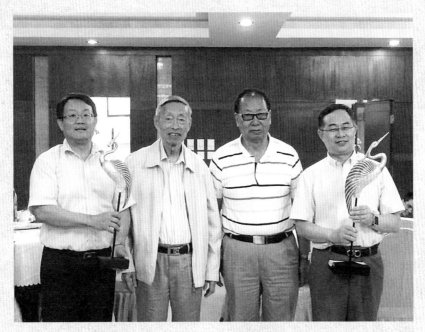

"礼轻情谊重"，主编林果为教授（左二）和常务副主编潘孝彰教授（右二）代表《实用内科学》编委会向上海市公共卫生临床中心朱同玉主任（右一）和党委书记卢洪洲教授（左一）赠送纪念品

享受到最高级别的待遇，并且表示公卫中心能够有机会招待总审的专家是一荣幸。有了卢书记的这番表态，潘教授才略感放心。而从笔者在公卫中心住了六天的体会来看，公卫中心的上上下下、所有参与接待的人员确实尽心尽力。朱同玉主任和卢洪洲书记总指挥；党办与宣传科的工作人员全程安排布置会议室，准备各种办公设施，为会议摄影；厨师长精心安排一日三餐、荤素搭配、营养丰富；后勤人员认真整理清扫房间；等等。这些的确让专家们感受到了细致贴心的照顾，使其能够安心审稿。正如林果为教授在总结大会上所言，虽然困难最多，但是这次选择的地方是历次总审中最好的。也正因为如此，才使总审工作能够高效完成。名誉主编陈灏珠院士在总审完离去时，对潘孝彰教授说："还是总审最靠谱。"

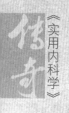

## 忆昔抚今论传奇，医者仁心泽民众

本版《实用内科学》更新的同时，另一本书的编写也在紧张有序地进行，那就是《〈实用内科学〉传奇》一书。该书由潘孝彰教授主编，笔者有幸作为助理参与了部分工作。书中汇集了先后参与《实用内科学》编写的其中十几位专家们的回忆，讲述了很多这本书背后不为人知的故事，颇有点听老教授讲故事的味道。书中还收集了很多珍贵的上医人的老照片，使晚辈们能一瞻教授们当年的风采，虽然他们衣着朴素，但是眉宇间闪耀的睿智、激情和仁爱，让人感受到一种医者身上独有的、浓厚的青春气息。这其中非常难得的是，96 岁高龄的朱无难教授和 92 岁的陈灏珠院士也亲自执笔，深情回忆了他们参与《实用内科学》编写的难忘经历。潘孝彰教授作为主编，对该书投入了大量的时间和精力，他常住美国，多是通过电子邮件、微信和电话与我联系，有时候为了稿件修改和编辑，经常在纽约的半夜与身处午时的我联系，其辛劳可见一斑。

同时，我们也编辑和制作了一部与该书相应的纪录片，片中收录了多位教授的访谈，在他们的讲述中，对《实用内科学》的前世今生娓娓道来。在剪辑的过程中，笔者反复观看了每位教授的整个访谈，很受触动，谈笑间，他们聊起当年的艰苦与困难、特殊时期所经受的磨难，已然云淡风轻，却让人深深感受到这些上医人对该书的深厚感情，更体会到他们在几十年从医路上的坚韧与顽强，他们每个人的经历，就是对上医精神最好的诠释。

这本书和这部纪录片的意义何在？借用沈稚舟老师为该纪录片添加的一段旁白："《实用内科学》的非凡成就和持续发展与完善，在其里面一定有许多内在的原因值得探求和总结。那是一种几代人长远的坚守和医学的信仰，一种精神和文化的形成过程和有效传承，一种润物细无声的宏大力量。这是比任何物质的东西更持久更感人的东西，却常常是人们所缺乏的。"无论是这本书，还是这部纪录片，想要探究和宣扬的，皆尽在其中。

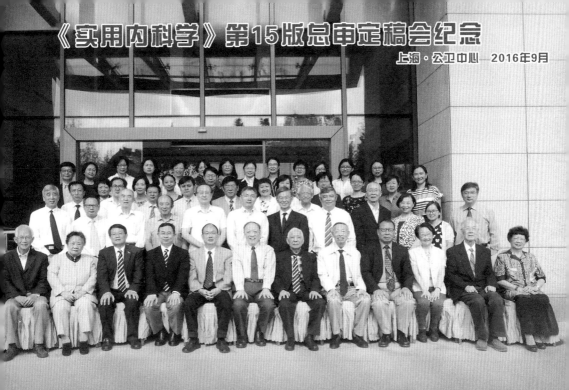

## 金山第15版总审

2016年9月20日—25日,筹备近一年的《实用内科学》第15版总审在上海金山区进行。名誉主编陈灏珠院士(前排左七),林果为主编(前排右五),潘孝彰常务副主编(前排右四),翁心华(前排左六)、王卫平(前排左五)、高鑫(二排右三)、邹和建(二排右五)、白春学(二排右六)、丁小强(二排右七)、胡仁明(二排左五)和郝传明(二排右一)等副主编均出席开幕式。上海市公共卫生临床中心朱同玉主任(前排左四)和卢洪洲书记(前排左三)给予总审大力支持。前排就坐的还有年愈八旬的老专家。六十二位专家济济一堂,辛勤工作,日夜操劳。

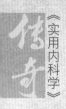

　　《实用内科学》第15版总审在美丽的金山已然落幕,明年新的一版将面世,令人无比期待。虽然总审的专家们都已返回,他们在日复一日的医、教、研岗位上,用行动诠释着"正谊明道"的上医精神,教书育人、惠泽病患。这,就是最好的传承与发扬。金山,别名鹦鹉洲,这样一个富含诗意的名字惹人遐想,而在笔者的心中,金山、鹦鹉洲,从此便与《实用内科学》有了某种渊源。明年此时,手捧散发着油墨香的新版《实用内科学》,我会在扉页写下:2016年9月审稿于金山。

# 《实用内科学》第15版总审归来有感

潘孝彰

## 谈 事 论 业

九十六岁高龄的朱无难教授曾经说过："《实用内科学》不单是一本书,她是一个事业!"我曾不断思考和琢磨,究竟什么才称得上事业。

有人作了以下定义:小为事,大为业;私为事,公为业;利为事,义为业;家为事,国为业;短为事,长为业;少为事,多为业;易为事,难为业;乐为事,苦为业。

由此可见,事业一定得大,要有相当规模,要立旨为公、利国利民、为义而不逐利,由于具有这些特征,所以注定了事业的艰难性。有了这些标准,我们再来看《实用内科学》。她诞生于1952年,及至1961年10月已经出版了第5版(精装本),当时已经有百万字的规模,本应于1966年进入再版筹备阶段,由于全国进入一段"特殊"年代,无法再版,人们无书可读。可是医生不能没有参考书,因为他们每天要面对源源不断的病人,他们需要好的参考书,以协助解决病人疾苦。于是在1966年以后的6年中,国内出现了《实用内科学》的油印本,甚至手抄本,这充分显示了中国医务人员对病人的责任心,以及如饥似渴的求知欲,同时也确定了该书"为国利民"的属性。1971年,原国家卫生部不得不下令,由上海第一医学院组织编写《实用内科学》第6版。于是有了学校军宣队命令林兆耆教授主编好此书的故事。《实用内科学》自问世之日起就饱经风霜,及至1960年代中期的"特殊"年代,《实用内科学》的重要性突然显现,医者对她的钟爱也从油印及手抄本得到验证,从而奠定了"《实用内科学》是上海医学院诸多事业之一"的基础。

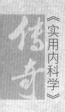

从 1973 年的第 6 版算起,《实用内科学》又走过了 40 多年的艰难历程,总字数达 680 余万字,涵盖各专业的子学科;近 20 多年来,每 4 年一版,医者更是每 4 年都会翘首以盼,期待新书的问世,以更新知识。《实用内科学》事业正欣欣向荣。

每当走进书城,感觉犹如进入书的海洋,在书海中,一本书只是沧海一粟,不可能每本书都能成就一番事业,成为事业者真是凤毛麟角。笔者认为复旦大学《英汉大辞典》的编纂也应该属于一项事业,她符合上述为国、为公的品质,长期地大规模地影响着读者,数十年如一日,成为全国公认的权威工具书。

这些巨大事业,均不愧为一个大学诸多事业的翘楚,每个大学的繁荣都离不开各项事业齐头并进,共同繁荣。

## 荣誉和责任

上海医学院有着辉煌和悠久的历史传承,这里无需赘述,我们都是在这所医学院成长的,目前还在为母校服务。一位年逾八旬的老教授曾深情地说:"我们这些人如果离开了上医(上海医学院),离开华山(医院)、中山(医院),就不可能取得这么巨大的成就。"国内同行乃至部分国外专家首先认可的是上海医学院的辉煌——他们相信过去百余位教授所奠定的学科基础、欣赏学院严谨求实的学风、敬仰"正谊明道"的校训,然后再认可你的成果。总之,他们认为代表上医的都是好样的,这就是学校带给每位上医人的荣誉,而这些声誉却是上医几代人努力的结果,我们享受了荣誉,也应有责任去回馈,将上海医学院的传统更发扬光大,这是我对"荣誉和责任"的初浅理解。

"荣誉和责任"是一所世界名校的校训,我借用来说事。《实用内科学》的作者群共 320 多人,都是各专业的佼佼者,承载医学院的希望。正如前文所述,我们在享有荣誉的同时,更应有一份责任感,有义务为这所学校添砖加瓦。

这里要说一下挑选作者的标准。首先是职称,必须是副教授以上的

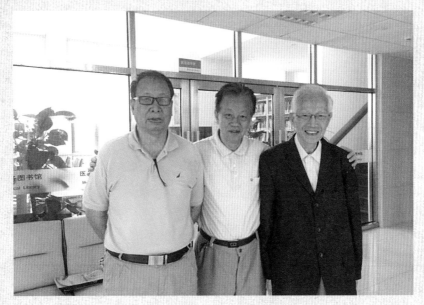

内分泌科专家杨永年教授（右）、沈稚舟教授（中）久别重逢，
笔者（左）加入并分享快乐

专业人士，其次是文笔好、业务佳，这是《实用内科学》挑选作者的传统，从第 1 版起即如此，当年在 20 多名作者中，李宗明、刘约翰就是副教授，后来都成为知名大家。写书要综合国内外的新进展，一般副教授这一级都有多年的临床经验，知道从国内外繁多的素材中，应如何取舍，更要适合《实用内科学》的严格要求，同时也知道怎么用自己的语言来表达，这就是我们把副教授作为资格审查标准的原因，是传统的底线，是不可逾越的红线，也是《实用内科学》这个事业的生命线，更是我们尽责任时务必遵循的标准线。

《实用内科学》第 15 版总审已告一段落，各分编负责人严守这一条底线，保证本版的质量能更上一层楼。面对物欲横流的世风和诸多的诱惑，我们不得不再强调"责任心""功德心"，更需要弘扬"正谊""明道""严谨""求实"的精神。这就是笔者在第 15 版总审后有感而发的肺腑之言。

# 附　录

# 第一版前言

随着新中国各项经济建设的开展,全国人民对于文化教育及卫生工作也都普遍提出了适当要求和热望。但目前我们医务工作者的数量及质量,远赶不上国家和人民的实际需要,因此对业务的学习,特别感到迫切。同时,全国医务工作者又一致的认识到,我国应短期内建立起自己的医学文献,有自己的医学教本和杂志;并且都愿意建设民族的科学的和大众的新中国医学而奋斗。

在上述的基础上,上海医学院内科学院全体同志,希望尽他们最大的能力来参加这这个建设新中国医学的艰巨的工作;因此,当华东医务生活社要求我们在短期内编写一本《实用内科学》的时候,我们没有考虑到时间的限制,也没有检查自己的力量,就欣然应命了。经过四个月的分工写作和编辑,这本内科学总算完稿付印,和各位读者见面了;但是在编写过程中,我们遭遇到很多的困难,亦发现了很多的缺点。扼要地说,有以下各点:

(一)由于时间的短促,教学与业务的繁重及少数同志参加抗美援朝医疗工作,所有作者没有接受事前聚在一起,周密地计划书的内容、写作的分工等重要问题;在编写过程中,也不能经常召开全体会议,作汇报、交换意见和做适当的调整。

(二)这本书由廿三位同志执笔,内容主要以上海医学院内科学讲义为基础;分工的标准,主要的但不是绝对的按照各人的专长。由于集体写作的性质和事前缺少周密的计划,不可避免地产生了文字的不一致、内容的不连贯、不必要的重复和重要遗漏。

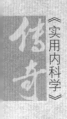

（三）由于目前中文医学名词统一标准，以及我们在文字上的修养不够，对标点符号应用又不熟悉，在具体写作或编辑中，往往感到词不达意，或表达不明确。

在编著前我们曾决定了下列几个原则，现在看来，有的可算做到，有的部分做到，有的基本上没有做到：

（一）内容着重于实际临床应用；理论叙述仅限于已确定的、原则性的和有应用价值的。理论是实际操作的基础和指南，理论与实际，必须密切的结合起来。一本教科书，有了理论的介绍，才能使读者掌握原则，易于理解，并有启发作用。

（二）取材应有重点。对我们国内常见的重要疾病，详加叙述，不常见的次要疾病，简略的加以叙述，至于国内不见的疾病，则完全不提。

（三）尽量的采用本国材料。这方面做得很差，主要的理由是本国医学文献数量不多。其次我们的努力也不够。

（四）为符合"预防为主"的原则和适应实用内科学的需要，应着重于"预防"和"治疗"，但是这完全决定于各个疾病的性质；比如说，肺结核一章对于这两方面，叙述的比较详细，而对于病因不明，无从预防和积极治疗的疾病，就不得不从简了。

（五）为了节省篇幅和减轻读者的负担，我们未将参考文献列入。这对于有些读者要感到不便；同时未将参考文献作者的姓名列出，我们感到非常抱歉。

（六）由于时限的匆促和本质上的困难，我们来在书末编排索引，没有照顾到读者查阅个别内容时的方便，我们也觉得十二分的抱歉。

上医神经精神科同志，准备即将编著一本《神经精神病学》，故未参加这次集体写作。繁重的编辑工作，由编辑委员会同志在百忙中抽暇担任，其中尤以陈悦书同志自始至终，努力不懈。这本《实用内科学》得以如期完成，与他的努力是分不开的。

在准备这本书的整个过程中，医务生活社的同志和我们紧紧地团结在一起，唯一的目标，是共同献出我们的力量，为建设新中国医学而奋斗。医务生活社帮助很大,特别是插图方面,使我们能够充实形象教材来补充文字上的不足。

本书排印时,正值美帝国主义在朝鲜战场上遭到惨重的失败后,竟违反人类正义和国际公法在朝鲜和我国进行细菌战。为了粉碎美国侵略者的无耻行为,我们增添了黄热病、鹦鹉病、土拉伦斯菌病、腊肠中毒、马鼻疽病、类鼻疽病、落基山斑疹热和寇热八种急性传染病;希望医务工作者对于上述各种国内不见或少见的疾病增加认识,更好地来防御和反击美帝国主义所发动的灭绝人性的细菌战。

最后,让我再重复一次,由于我们的一股热情,没有估计到我们的能力和经验,在短短的四个月中,写成此书,其中缺点较多,错误难免,希望国内学者,内科同道,毫不客气的尽量加以批评;俾本书有需要再版时,得以改进和提高,是我们全体同志所殷切企望的。

**林兆耆**

一九五二年五月

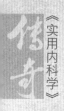

# 《实用内科学》(第1~15版)编委会名单

**(注:第1~5版设编辑委员会,均由首席编委林兆耆主持工作;**
**第6版处于特殊年代,无名单)**

### 第1版

上海医学院内科学院

林兆耆　钱　惪　郑伟如　陈悦书　孙忠亮　刘约翰

### 第2版

上海医学院内科学院

林兆耆　钱　惪　郑伟如　陈悦书　孙忠亮　刘约翰

### 第3版

上海第一医学院内科学院

林兆耆　钱　惪　郑伟如　陈悦书　孙忠亮　刘约翰

### 第4版

上海第一医学院《实用内科学》编辑委员会

林兆耆　钱　惪　郑伟如　陈悦书　孙忠亮　刘约翰

### 第5版

上海第一医学院《实用内科学》编辑委员会

林兆耆　陈悦书　郑伟如　吴绍青　杨国亮　戴自英　陶寿淇

张沅昌　钟学礼

## 第 6 版

上海第一医学院《实用内科学》编写组

## 第 7 版

上海第一医学院《实用内科学》编辑委员会

**主　　编**　林兆耆　戴自英

**委　　员**（以姓氏笔画为序）

丁训杰　朱无难　朱宝荣　朱益栋　许由恩　孙忠亮　邱传禄

沈自尹　吴绍青　杨国亮　陈灏珠　张沅昌　金问涛　钟学礼

顾学箕　徐肇玥　夏镇夷

## 第 8 版

上海医科大学《实用内科学》编辑委员会

**名誉主编**　林兆耆

**主　　编**　戴自英

**副 主 编**　陈灏珠　丁训杰

**编　　委**（以姓氏笔画为序）

丁训杰　王申生　孙忠亮　朱无难　朱宝荣　陈灏珠　邱传禄

金问涛　钟学礼　施守义　徐肇玥　夏镇夷　翁心华　诸君龙

秦　震　萨滕三　廖履坦　戴自英

**学术秘书**（以姓氏笔画为序）　梅人朗　潘孝彰

## 第 9 版

上海医科大学《实用内科学》编辑委员会

**名誉主编**　林兆耆

**主　　编**　戴自英

**副 主 编**　陈灏珠　丁训杰

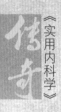

**特约编委**（以姓氏笔画为序）

刘裕昆　朱无难　邱传禄　汪无级　杨国亮　金问涛　钟学礼
施守义　徐肇阴　夏镇夷　萨藤三

**编　　委**（以姓氏笔画为序）

丁训杰　丁　钺　王申生　刘厚珏　张国桢　朱禧星　汪　复
陈灏珠　李锡莹　林善锬　姜　楞　贾友明　徐韬园　诸骏仁
秦　震　翁心华　康克非　廖履坦　潘孝彰　戴自英　戴瑞鸿

**学术秘书**（以姓氏笔画为序）

王申生（兼）　梅人朗（兼主编助理）　翁心华（兼）

## 第 10 版

上海医科大学《实用内科学》编委会

**名誉主编**　戴自英

**主　　编**　陈灏珠

**副 主 编**　丁训杰　廖履坦　杨秉辉　翁心华

**特约编委**（以姓氏笔画为序）

刘裕昆　朱无难　邱传禄　汪无级　李锡莹　杨国亮　金问涛
施守义　徐肇阴　夏镇夷　孙曾一　浦寿月　萨藤三

**编　　委**（以姓氏笔画为序）

丁　钺　丁训杰　王申生　王侠生　王吉耀　刘厚珏　张永信
张婴元　朱禧星　汪　复　何礼贤　陈灏珠　林庚金　林果为
林善锬　陆　玮　杨永年　杨英珍　杨秉辉　钮善福　姜　楞
徐韬园　诸俊仁　秦　震　袁弥满　梅振武　顾静安　郭履赒
翁心华　廖履坦　潘孝彰　戴瑞鸿

**学术秘书**

潘孝彰（兼）　陈世波　梅人朗（兼主编助理）　陈　新　沈稚舟

## 第 11 版

复旦大学医学院《实用内科学》编委会

**名誉主编**　戴自英

**主　　编**　陈灏珠

**副 主 编**　丁训杰　廖履坦　杨秉辉　翁心华

**主编特别助理**　潘孝彰

**特约编委**（以姓氏笔画为序）

丁　钺　王申生　刘裕昆　朱无难　朱禧星　孙曾一　李锡莹

杨国亮　金问涛　施守义　徐韬园　徐肇玥　秦　震　夏镇夷

浦寿月　梅人朗　萨藤三　戴瑞鸿

**编　　委**（以姓氏笔画为序）

丁训杰　王吉耀　王侠生　刘厚珏　汪　复　吕传真　陆　玮

沈稚舟　宋后燕　何礼贤　陈　新　陈世波　陈灏珠　张永信

张婴元　林庚金　林果为　林善锁　俞茂华　范维琥　杨永年

杨英珍　杨秉辉　徐麦玲　钮善福　诸俊仁　袁弥满　梅振武

顾牛范　顾静安　郭履赒　翁心华　廖履坦　蔡迺绳　谢　毅

潘孝彰

**学术秘书**

陈　新（兼）　邹和建　瞿介明　魏　盟　沈锡中　张文宏


## 第 12 版

复旦大学上海医学院《实用内科学》编委会

**名誉主编**　戴自英

**主　　编**　陈灏珠

**副 主 编**　廖履坦　杨秉辉　翁心华　林果为　潘孝彰（常务）

**资深编委**

杨国亮　戴自英　夏镇夷　徐肇玥　刘湘云　孙曾一　朱无难

**编　委**（按姓氏笔画排序）

丁小强　王卫平　王吉耀　王明贵　叶志斌　白春学　吕传真
许小平　孙大裕　杨永年　杨秉辉　何礼贤　邹和建　宋后燕
汪　昕　汪　复　沈锡中　沈稚舟　张永信　张婴元　陆　玮
陈灏珠　范维琥　林果为　林善锬　季建林　周元陵　胡仁明
俞茂华　施光峰　施海明　姜林娣　洪　震　顾　勇　顾牛范
顾静安　徐元钊　翁心华　高　鑫　诸骏仁　葛均波　舒先红
谢　毅　蔡酒绳　蔡映云　廖康煌　廖履坦　熊思东　潘孝彰
瞿介明

**学术秘书**

许小平　钱菊英　张文宏　叶志斌　郭津生

**工作秘书**

陈雪华　董　玲　杨叶虹

## 第14版

复旦大学上海医学院《实用内科学》编委会

**主　编**　陈灏珠　林果为　王吉耀

**副主编**　潘孝彰（常务）　翁心华　王卫平　葛均波　顾　勇
高　鑫　邹和建　白春学　丁小强

**学术顾问**

徐肇玥　刘湘云　孙曾一　朱无难　陆道培　闻玉梅　杨秉辉
廖履坦　林善锬

**资深编委**（以姓氏汉语拼音为序）

陈世波　陈　新　戴瑞鸿　丁　钺　顾牛范　郭履赒　李锡莹
刘厚钰　陆　玮　梅人朗　梅振武　钮善福　浦寿月　秦　震
孙大裕　王申生　王侠生　谢　毅　徐麦玲　徐韬园　杨蕊敏
杨英珍　杨永年　袁弥满　张永信　朱禧星　诸骏仁

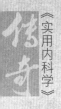

编　委（以姓氏汉语拼音为序）

白春学　蔡洒绳　蔡映云　曹同瓦　陈灏珠　陈世耀　程韵枫
储以微　丁小强　范维琥　高　鑫　葛均波　顾静安　顾　勇
郝传明　何礼贤　洪小南　洪　震　胡仁明　胡　予　季建林
姜林娣　瞿介明　李益明　廖康煌　林果为　刘　杰　卢洪洲
吕传真　潘孝彰　钱菊英　沈锡中　沈稚舟　施光峰　施海明
施慎逊　舒先红　宋后燕　宋元林　滕　杰　汪　复　汪　昕
王吉耀　王明贵　王卫平　翁心华　吴志英　熊思东　徐元钊
许小平　叶志斌　于明香　俞茂华　张文宏　张婴元　钟　良
周元陵　邹和建　邹善华

**学术秘书**

许小平　钱菊英　张文宏　郭津生

**工作秘书**

董　玲　潘　珏　邵凌云　杨叶虹　张朝云　马　燕　姚志峰

# 第15版

复旦大学上海医学院《实用内科学》编委会

**名誉主编**　陈灏珠

**主　　编**　林果为　王吉耀　葛均波

**副 主 编**　潘孝彰（常务）　翁心华　王卫平　高　鑫　邹和建
白春学　丁小强　胡仁明　郝传明

**学术顾问**

徐肇玥　刘湘云　孙曾一　朱无难　陆道培　闻玉梅　杨秉辉
廖履坦　林善锬　顾　勇

**资深编委**（以姓氏汉语拼音为序）

陈　新　陈世波　戴瑞鸿　丁　钺　顾静安　顾牛范　郭履赒
李锡莹　廖康煌　刘厚钰　陆　玮　梅人朗　梅振武　钮善福
浦寿月　秦　震　孙大裕　王申生　王侠生　谢　毅　徐麦玲

144

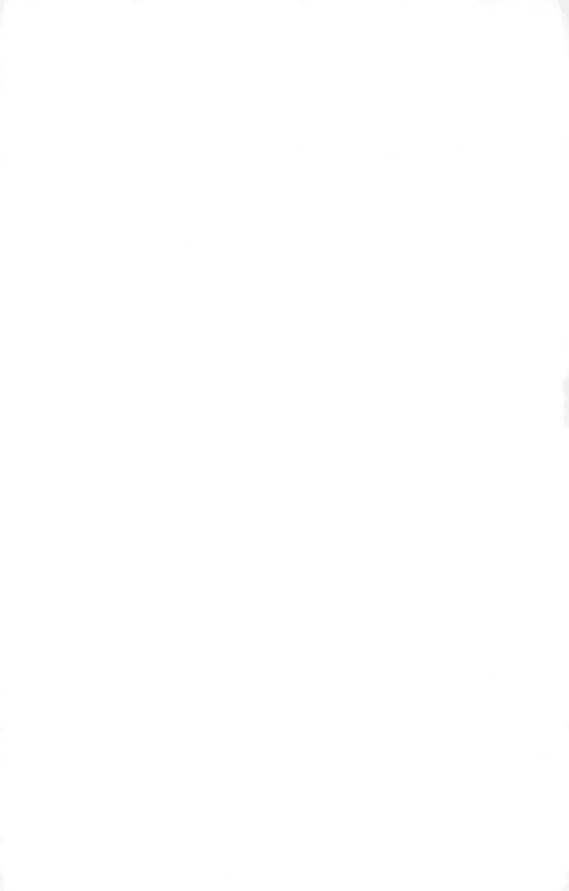